Lydia Thenmozhi N.
Imran Pasha M.

Iniciativas digitais de saúde/oral na Índia e em todo o mundo

Lydia Thenmozhi N.
Imran Pasha M.

Iniciativas digitais de saúde/oral na Índia e em todo o mundo

Saúde digital e saúde oral: Inovações globais e indianas

ScienciaScripts

Imprint

Any brand names and product names mentioned in this book are subject to trademark, brand or patent protection and are trademarks or registered trademarks of their respective holders. The use of brand names, product names, common names, trade names, product descriptions etc. even without a particular marking in this work is in no way to be construed to mean that such names may be regarded as unrestricted in respect of trademark and brand protection legislation and could thus be used by anyone.

Cover image: www.ingimage.com

This book is a translation from the original published under ISBN 978-620-7-65354-6.

Publisher:
Sciencia Scripts
is a trademark of
Dodo Books Indian Ocean Ltd. and OmniScriptum S.R.L publishing group

120 High Road, East Finchley, London, N2 9ED, United Kingdom
Str. Armeneasca 28/1, office 1, Chisinau MD-2012, Republic of Moldova, Europe
Printed at: see last page
ISBN: 978-620-8-06125-8

ÍNDICE DE CONTEÚDOS

Capítulo 1: Introdução à saúde digital

1.1 Introdução

A saúde digital, ou cuidados de saúde digitais, é um conceito amplo e multidisciplinar que inclui conceitos de uma intersecção entre tecnologia e cuidados de saúde. A saúde digital aplica a transformação digital ao sector da saúde, incorporando software, hardware e serviços[1] . A digitalização na saúde, também conhecida como digitalização da saúde ou transformação digital dos cuidados de saúde, refere-se à integração de tecnologias e ferramentas digitais nos sistemas e processos de cuidados de saúde para melhorar os cuidados prestados aos doentes, aumentar a eficiência e capacitar os prestadores de cuidados de saúde e os doentes.

Engloba vários aspectos dos cuidados de saúde, incluindo a gestão de registos médicos, o diagnóstico, a prestação de tratamentos, o acompanhamento dos doentes e a administração dos cuidados de saúde. A saúde digital refere-se à utilização das tecnologias da informação e da comunicação na medicina e noutras profissões da saúde para gerir doenças e riscos para a saúde e promover o bem-estar. A saúde digital tem um âmbito alargado e inclui a utilização de dispositivos portáteis, saúde móvel, telessaúde, tecnologias da informação no domínio da saúde e telemedicina. A saúde digital tem vindo a ganhar força porque se prevê que:

- Melhorar o acesso aos cuidados de saúde

- Reduzir as ineficiências do sistema de saúde

- Melhorar a qualidade dos cuidados de saúde

- Reduzir o custo dos cuidados de saúde

- Prestar cuidados de saúde mais personalizados aos doentes

Existem algumas provas que demonstram que a utilização da medicina digital permite aos doentes acompanhar melhor a sua própria saúde e bem-estar. Por exemplo, a utilização de dispositivos digitais como o smartphone não só ajuda na comunicação, mas estes dispositivos têm agora um grande número de aplicações que podem ajudar a monitorizar a tensão arterial, registar os níveis de açúcar no sangue, garantir o cumprimento dos medicamentos e controlar a quantidade de atividade física[2] . A digitalização na saúde tem o potencial de melhorar o acesso aos cuidados de saúde, melhorar os resultados para os doentes, reduzir os custos e aumentar a eficiência global no sector da saúde. No entanto, também traz desafios como a segurança dos dados e as preocupações com a privacidade, as complexidades de integração e a necessidade de literacia digital entre os profissionais de saúde e os doentes.

As tecnologias digitais tornaram-se agora uma parte importante da nossa vida quotidiana. Durante a pandemia, apesar dos confinamentos e do encerramento de fronteiras, nunca estivemos tão ligados, graças às inovações nas tecnologias digitais e de comunicação que têm vindo a avançar a uma velocidade e escala sem precedentes. No entanto, a aplicação destas tecnologias para melhorar a saúde humana continua largamente inexplorada. Resta aos sectores público e privado trabalhar em conjunto para aproveitar o poder das soluções digitais para resolver as desigualdades e melhorar a prestação de serviços de saúde.[3]

1.2 Visão das iniciativas globais de saúde digital

A visão da estratégia global consiste em melhorar a saúde para todos, em todo o lado, acelerando o desenvolvimento e a adoção de soluções digitais de saúde adequadas, acessíveis, a preços módicos, moduláveis e sustentáveis, centradas no indivíduo, para prevenir, detetar e responder a epidemias e pandemias, desenvolvendo infra-estruturas e aplicações que permitam aos países utilizar dados de saúde para promover a saúde e o bem-estar e alcançar os Objectivos de Desenvolvimento Sustentável relacionados com a saúde.

1.3 Objectivos estratégicos das iniciativas da Global Digital

1. Promover a colaboração a nível mundial e avançar com a transferência de conhecimentos sobre saúde digital
2. Promover a implementação de estratégias nacionais de saúde digital
3. Reforçar a governação da saúde digital a nível mundial, regional e nacional
4. Defender sistemas de saúde centrados nas pessoas que sejam viabilizados pela saúde digital[4].

1.4 Excertos da Estratégia Global para a Saúde Digital 2020-2025:

A Agenda 2030 para o Desenvolvimento Sustentável sublinha que a difusão das tecnologias da informação e das comunicações e a interconexão mundial têm um grande potencial para acelerar o progresso humano, colmatar o fosso digital e desenvolver sociedades do conhecimento. A transformação digital dos cuidados de saúde pode ser disruptiva; No entanto, tecnologias como a Internet das coisas, os cuidados virtuais, a monitorização à distância, a inteligência artificial, a análise de grandes volumes de dados, as cadeias de blocos, os wearables inteligentes, as plataformas, as ferramentas que permitem o intercâmbio e o armazenamento de dados e as ferramentas que permitem a captação de dados à distância e o intercâmbio de dados e a partilha de informações pertinentes em todo o ecossistema de saúde, criando um continuum de cuidados, têm um potencial comprovado para melhorar os resultados em matéria de saúde, melhorando o diagnóstico médico, as decisões de tratamento baseadas em dados, as terapêuticas digitais, os ensaios clínicos, a autogestão dos cuidados e os cuidados centrados no doente, bem como criando mais conhecimentos, aptidões e competências baseados em dados concretos para os profissionais apoiarem os cuidados de saúde. A saúde digital deve ser parte integrante das prioridades de saúde e beneficiar as pessoas de um modo ético, seguro, fiável, equitativo e sustentável.

Deve ser desenvolvida com base em princípios de transparência, acessibilidade, escalabilidade, replicabilidade, interoperabilidade, privacidade, segurança e confidencialidade. Esta estratégia global define uma visão, objectivos estratégicos, um quadro de ação e princípios de implementação para fazer avançar a saúde digital, a nível mundial e nos países, a nível nacional e subnacional, que contribuirão para a construção de um sistema de saúde digital ligado internacionalmente, tendo em conta os riscos potenciais. O seu objetivo é incentivar a colaboração internacional e apoiar os países nos seus programas nacionais para melhorar a prestação de serviços de saúde, implementar estratégias nacionais de saúde, promover a investigação e o desenvolvimento e trabalhar para alcançar a cobertura universal de saúde e os Objectivos de Desenvolvimento Sustentável relacionados com a saúde[5].

Capítulo 2: Saúde digital: Conceitos e definições

A primeira referência à saúde digital na base de dados PubMed remonta à década de 90, altura em que este conceito era utilizado principalmente para a digitalização de informações de saúde e bibliotecas. Na década de 2000, com a difusão da Internet a nível mundial, o conceito de saúde digital mudou. Mais tarde, com o avanço das ciências da computação e da informática, e as suas aplicações nos cuidados de saúde, uma série de novos conceitos, como a inteligência artificial e a genómica, foram também considerados como parte da saúde digital. No entanto, a ambiguidade na definição de saúde digital e na sua taxonomia continua por resolver. É, por conseguinte, necessário consolidar os conceitos de saúde digital para utilização na investigação, na política e na prática.

2.1 Utilização adequada das tecnologias digitais:

Tecnologias da informação e das comunicações que tenham em conta a segurança, a utilização ética, a relação custo-eficácia e a acessibilidade económica e que sejam centradas nas pessoas, baseadas em provas, eficazes, eficientes, sustentáveis, inclusivas, equitativas e contextualizadas.

Grandes volumes de dados: A utilização emergente de dados complexos, recolhidos rapidamente e em quantidades sem precedentes, que podem exigir terabytes (1012 bytes), petabytes (1015 bytes) ou mesmo zettabytes (1021 bytes) de armazenamento. As propriedades únicas dos grandes volumes de dados são definidas por quatro dimensões: volume, velocidade, variedade e veracidade. À medida que mais informação se vai acumulando a um ritmo acelerado, tanto o volume como a velocidade estão a aumentar.

Bens públicos digitais: Podem ser definidos como software de fonte aberta, dados abertos, modelos de inteligência artificial abertos, normas abertas e conteúdos abertos que respeitam a privacidade e outras leis, normas e melhores práticas nacionais e internacionais aplicáveis e não causam danos.

Saúde em linha: A utilização segura e com boa relação custo-eficácia das tecnologias da informação e das comunicações para apoiar a saúde e os domínios relacionados com a saúde, incluindo os serviços de cuidados de saúde, a vigilância da saúde, a literatura sobre saúde e a educação, o conhecimento e a investigação no domínio da saúde.

2.2 Sistema de informação sanitária

Um sistema que integra a recolha de dados, o processamento, a comunicação e a utilização da informação necessária para melhorar a eficácia e a eficiência dos serviços de saúde através de uma melhor gestão a todos os níveis dos serviços de saúde[6].

A saúde digital tem significados diferentes para pessoas diferentes. Eis as principais subcategorias[7].

1. Deteção remota e vestíveis

2. Telemedicina e informação sobre saúde

3. Análise e inteligência de dados, modelação preditiva

4. Ferramentas de modificação de comportamentos de saúde e bem-estar

5. Ferramentas bioinformáticas (-omics)

6. Redes sociais médicas

7. Plataformas de registos de saúde digitalizados

8. Portais paciente-médico-paciente

9. Diagnóstico, conformidade e tratamentos de bricolage

10. Sistemas de apoio à decisão

11. Imagiologia

2.2.1 Monitorização remota dos cuidados de saúde

A monitorização remota dos cuidados de saúde permite que as pessoas continuem em casa e não em instalações de cuidados de saúde dispendiosas, como hospitais ou lares de idosos. Constitui, assim, uma alternativa eficiente e económica à monitorização clínica no local. Estes sistemas, equipados com sensores portáteis não invasivos e discretos, podem ser ferramentas de diagnóstico viáveis para o pessoal de saúde monitorizar sinais fisiológicos e actividades importantes dos doentes em tempo real, a partir de uma instalação distante.

Por conseguinte, é compreensível que os sensores portáteis desempenhem um papel fundamental nesses sistemas de monitorização, o que atraiu a atenção de muitos investigadores, empresários e gigantes da tecnologia nos últimos anos. Na literatura, foi proposta uma variedade de sensores portáteis para aplicações específicas e sistemas de monitorização fisiológica e da atividade. Além disso, estão atualmente disponíveis no mercado vários produtos comerciais vestíveis, como a camisa biométrica (da Hexoskin® , Montreal, QC, Canadá), os rastreadores de fitness (da Fitbit® , São Francisco, CA, EUA, da Jawbone® , São Francisco, CA, EUA, da Striiv® , Redwood city, CA, EUA e da Garmin® , Olathe, KS, EUA). Os dispositivos vestíveis podem monitorizar e registar informações em tempo real sobre o estado fisiológico e as actividades de movimento de uma pessoa.

Os sistemas de monitorização da saúde baseados em sensores vestíveis podem incluir diferentes tipos de sensores flexíveis que podem ser integrados em fibras têxteis, vestuário e bandas elásticas ou diretamente ligados ao corpo humano. Os sensores são capazes de medir sinais fisiológicos como o eletrocardiograma (ECG), o eletromiograma (EMG), o ritmo cardíaco (HR), a temperatura corporal, a atividade electrodérmica (EDA), a saturação arterial de oxigénio (SpO$_2$), a pressão arterial (BP) e a frequência respiratória (RR). Além disso, os sensores de movimento em miniatura baseados em sistemas micro-electro-mecânicos (MEMS), como acelerómetros, giroscópios e sensores de campo magnético, são amplamente utilizados para medir sinais relacionados com a atividade. A monitorização contínua dos sinais fisiológicos pode ajudar a detetar e diagnosticar várias doenças cardiovasculares, neurológicas e pulmonares no seu início precoce. Além disso, a monitorização em tempo real das actividades de movimento de um indivíduo pode ser útil na deteção de quedas, na análise do padrão de marcha e da postura ou na avaliação do sono.

Os sistemas portáteis de monitorização da saúde estão normalmente equipados com uma variedade de sensores electrónicos e MEMS, actuadores, módulos de comunicação sem fios e unidades de processamento de sinais. As medições obtidas pelos sensores ligados numa rede sem fios de sensores corporais (BSN) são transmitidas a um nó de processamento próximo utilizando um protocolo de comunicação adequado, de preferência um meio sem fios de baixa potência e de curto alcance, por exemplo, Bluetooth, ZigBee, ANT Near Field Communications (NFC). O nó de processamento, que pode ser um assistente pessoal digital (PDA), um smartphone, um computador ou um módulo de processamento personalizado baseado num microcontrolador ou numa matriz de portas programáveis em campo (FPGA), executa algoritmos avançados de processamento, análise e decisão e pode também armazenar e apresentar os resultados ao utilizador.

Transmite os dados medidos através da Internet ao pessoal de saúde, funcionando assim como porta de entrada para as instalações de cuidados de saúde à distância. A visão geral do sistema de monitorização remota da saúde é apresentada na Fig.1, embora o sistema efetivamente implementado possa diferir em função dos requisitos da aplicação. Por exemplo, alguns sistemas podem ser concebidos com um número reduzido de sensores e cada um deles pode enviar dados diretamente para a porta de ligação mais próxima. Noutros sistemas, os sensores podem ser ligados através de uma rede de sensores corporais (BSN) e o nó central da BSN recolhe os dados dos sensores, efectua um processamento limitado antes de transmitir os dados para a plataforma de processamento avançado[8] .

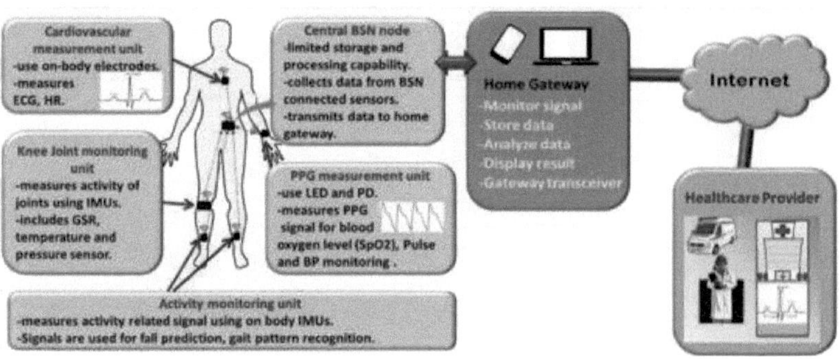

Figura: 1.1 Sistema de Monitorização Remota da Saúde (Fonte: Vidal-Alaball J, et al. A telemedicina face à pandemia de COVID-19. Aten Primaria. 2020; 52(6):418-422)

Para poderem ser utilizados para fins de monitorização a longo prazo, os sistemas portáteis de monitorização da saúde têm de satisfazer determinados requisitos médicos e ergonómicos. Por exemplo, o sistema tem de ser confortável; os componentes devem ser flexíveis, de pequenas dimensões e devem ser quimicamente inertes, não tóxicos e hipoalergénicos para o corpo humano. Além disso, a limitação dos recursos de hardware é uma grande preocupação para um sistema BSN multi-sensor em que o nó central tem de tratar uma grande quantidade de dados provenientes de diferentes nós sensores. Também causa um impacto significativo nos requisitos de energia do sistema, que têm de ser minimizados de modo a prolongar a vida útil da bateria para uma utilização a longo prazo.

Os dados fisiológicos medidos e processados são, eventualmente, transmitidos à unidade de saúde remota através da Internet. Por conseguinte, é também necessário utilizar um canal de comunicação seguro para salvaguardar a privacidade dos dados médicos pessoais sensíveis. Para aumentar a segurança dos dados, podem ser aplicadas técnicas de encriptação fortes, como a infraestrutura de chaves públicas (PKI), a camada de soquetes seguros (SSL), bem como algoritmos de autorização e autenticação adequados. Por último, o sistema tem de ser barato e de fácil utilização, a fim de garantir a sua aceitação generalizada entre as pessoas para a monitorização ubíqua da saúde. Por conseguinte, o principal desafio da conceção de um sistema de monitorização da saúde para vestir consiste em integrar vários componentes electrónicos e MEMS, garantindo simultaneamente a precisão das medições, o processamento eficiente dos dados, a segurança da informação e o baixo consumo de energia, bem como o conforto de utilização do utilizador[9].

2.3 Sistemas de monitorização da saúde vestíveis

Os sensores não invasivos e não intrusivos são elementos indispensáveis dos sistemas de monitorização da saúde em ambulatório e a longo prazo. Os sensores vestíveis, sendo progressivamente mais confortáveis e menos intrusivos, são adequados para monitorizar a saúde ou o bem-estar de um indivíduo sem interromper as suas actividades diárias. Os sensores podem medir vários sinais/parâmetros fisiológicos, bem como a atividade e o movimento de um indivíduo, colocando-os em diferentes locais do corpo. Os avanços nos produtos portáteis compactos e de baixo consumo de energia (sensores, actuadores, antenas, têxteis inteligentes), nos dispositivos de computação e de armazenamento pouco dispendiosos, juntamente com as modernas tecnologias de comunicação, abrem caminho a um sistema de monitorização da saúde de baixo custo, discreto e a longo prazo.

2.4 Sistema de monitorização cardiovascular

Os electrocardiogramas (ECGs) representam uma abordagem não invasiva para medir e registar as flutuações do potencial cardíaco. É a ferramenta de diagnóstico mais utilizada e eficaz que os médicos utilizam há décadas para identificar problemas relacionados com o coração, como diferentes formas de arritmias. Embora muitas arritmias não sejam fatais, algumas resultam de um coração fraco ou danificado, como o enfarte do miocárdio (MI), que pode levar a uma paragem cardíaca, se não for tratado imediatamente. Após um enfarte do miocárdio, os doentes têm de receber cuidados médicos imediatos, caso contrário, podem tornar-se fatais. Estas complicações podem ser evitadas se qualquer inconsistência na atividade cardíaca for detectada e tratada numa fase precoce, o que exige uma monitorização ambulatória do ECG. Algumas arritmias raras e graves (p. ex., síndrome de Brugada, cardiomiopatia arritmogénica do ventrículo direito, síndrome do QT longo, cardiomiopatia hipertrófica) são pouco frequentes e só são detectadas com uma monitorização prolongada. A Figura 1 mostra um ciclo de um sinal típico de ECG. Num sistema convencional de ECG de 12 derivações, as actividades eléctricas do coração ao longo de 12 orientações espaciais específicas são medidas utilizando dez eléctrodos de Ag-AgCl (método de hidrogel/ ECG húmido), que são fixados em algumas partes específicas do corpo. Mostra a colocação dos eléctrodos num sistema padrão de ECG de 12 derivações. Os eléctrodos contêm gel condutor no meio da almofada que funciona como meio de condução entre a pele e o elétrodo.

Este gel condutor tem potenciais efeitos tóxicos e irritantes para a pele, pelo que não é o mais adequado para ser utilizado num sistema de monitorização ambulatória a longo prazo, embora seja atualmente o único sistema disponível. No entanto, apenas um pequeno número de eléctrodos é utilizado no sistema de monitorização ambulatória do ECG, o que implica informações limitadas. Um dispositivo de monitorização ambulatória contínua requer um sistema vestível e portátil que possa ser utilizado confortavelmente sem afetar as actividades diárias de um indivíduo.

Alguns investigadores exploraram tecnologias de sistema em chip (SOC) para integrar unidades de processamento de sinais analógicos e digitais para o processamento de sinais de ECG no chip. Izumi et al. desenvolveram um sistema vestível que incorporava um módulo de comunicação de campo próximo (NFC), um acelerómetro de três eixos e um chip processador de ECG. O chip foi concebido para efetuar a aquisição de dados, processar sinais de ECG e acelerómetro e comunicar com o smartphone. A deteção do pico R e a estimativa da FC foram efectuadas utilizando a autocorrelação de curto prazo (STAC) entre um sinal modelo e o sinal medido. O chip foi fabricado utilizando uma tecnologia CMOS padrão de 130 nm. O sistema consumiu cerca de 13,7 µA de corrente e efectuou a monitorização durante cerca de 24 dias utilizando uma bateria de 35 mAh. Foi concebido um ASIC de ultra-baixa potência para monitorização cardiovascular, fabricado com uma tecnologia CMOS padrão de 0,18 µm, que incluía um amplificador de ganho programável (PGA) de duas fases com compensação Miller, amplificadores QRS e de linha de base, gerador de tensão CC e um comparador. O PGA oferece uma vasta gama dinâmica, capacidade de auto-alimentação e requisitos de baixa tensão de alimentação. O "amplificador QRS" e um "amplificador de linha de base" filtraram o sinal e isolaram o sinal QRS do desvio da linha de base. Foi adicionada uma tensão CC ao desvio da linha de base e os picos R foram detectados comparando o sinal do complexo QRS com a linha de base deslocada. O sistema necessitou apenas de 58 nW de potência e pode funcionar continuamente durante um ano com uma bateria de película fina de 0,7 mAh, tornando-o assim adequado para aplicações de monitorização a longo prazo. Helleputte et al. propuseram um projeto de um circuito integrado de aquisição de biopotenciais com 3 canais. Cada canal mede o ECG, bem como a impedância do elétrodo-tecido (ETI), que se verificou estar fortemente correlacionada com os artefactos de movimento. Os artefactos de movimento são estimados em tempo real utilizando um filtro LMS adaptativo e subtraídos do sinal ECG antes da amplificação[10] .

2.5 Telemedicina

A telemedicina não é um conceito novo, mas a tecnologia tem sido amplamente utilizada nos últimos dois anos devido à pandemia do coronavírus (COVID-19). Este não é o local indicado para fazer um historial da telemedicina como tecnologia e como método de acesso aos serviços de saúde à distância. A Organização Mundial de Saúde [2009] define a telemedicina como "a prestação de serviços de saúde, em que a distância é um fator crítico, por todos os profissionais de saúde que utilizam tecnologias de informação e comunicação para o intercâmbio de informações válidas para o diagnóstico, tratamento e prevenção de doenças e lesões, investigação e avaliação, e para a educação contínua dos prestadores de cuidados de saúde, tudo no interesse da promoção da saúde dos indivíduos e das suas comunidades".

A telemedicina e a telessaúde são dois conceitos intercambiáveis, apesar de serem diferentes, uma vez que a telemedicina se centra na prestação de serviços de saúde a um indivíduo, enquanto a telessaúde se centra na prestação e avaliação de serviços de saúde a uma população. Na sua revisão sistemática, Monaghesh e Hajizadeh (2020) indicaram que "a telessaúde pode tornar-se uma necessidade básica para a população em geral, para os prestadores de cuidados de saúde e para os doentes com COVID-19, especialmente quando as pessoas estão em quarentena, permitindo aos doentes o contacto em tempo real com o prestador de cuidados de saúde para obter aconselhamento sobre os seus problemas de saúde". A promessa e o potencial da telemedicina têm sido a prestação de cuidados atempados, seguros e menos dispendiosos, em que o doente/indivíduo não precisa de estar no mesmo local/sala que o prestador de cuidados de saúde. Isto significa simplesmente que o acesso aos serviços de saúde não tem de se deslocar do local onde o doente se encontra para chegar ao local de prestação de cuidados. Durante a pandemia de COVID-19, o distanciamento social/físico resultou num aumento radical da utilização de serviços de telemedicina em todos os países. Esta modalidade de serviço foi disponibilizada para evitar o contacto entre os doentes e os prestadores de cuidados de saúde que possam ter sido diagnosticados como positivos à COVID-19 e para assegurar a continuidade dos serviços de cuidados de saúde primários ou secundários e, em alguns casos, dos cuidados terciários. Os serviços de telemedicina foram prestados para garantir o acesso atempado a informações e cuidados de elevada qualidade, incluindo serviços de prevenção e proteção, a prestação de apoio à saúde pública, uma forma de envolvimento dos doentes com outros doentes, familiares e prestadores de cuidados de saúde, a forma mais avançada de apoio inclui o rastreio para diagnóstico e descoberta de doenças e apoia a aprendizagem eletrónica tanto para os prestadores de cuidados como para os destinatários.

2.6 A saúde na Internet

Estão a ser utilizados vários conceitos para designar a informação acedida e fornecida através da utilização da Internet. Entre eles está a Web, que foi definida como "um sistema tecno-social que permite aos indivíduos interagir em redes tecnológicas, melhorando assim a sua cognição, comunicação e cooperação". Outras aplicações da Internet incluem serviços de correio eletrónico e plataformas de redes sociais. Os consumidores de informação sobre saúde encontraram estas aplicações em formas multilingues, de fácil acesso, e muitas delas foram consideradas úteis e relevantes para as suas necessidades. A passagem da Web 1.0 para a Web 4.0 permitiu que o utilizador final tivesse mais poder para controlar o que está a ser publicado e pesquisado na Web utilizando o processamento de linguagem natural. A saúde do consumidor, em que os criadores ou proprietários de sítios Web contactam diretamente as pessoas, coloca um desafio em termos de qualidade da informação sobre saúde, de intemporalidade e de possíveis abusos por parte de predadores na Internet. Eysenbach e Diepgen apresentaram uma série de questões importantes que surgem em resultado da incapacidade de controlar a qualidade da informação sobre saúde na Internet. Concluíram que:

1. A qualidade da informação na Internet é extremamente variável, o que limita a sua utilização como fonte de informação séria;

2. Uma solução possível pode ser a auto-rotulagem das informações médicas pelos autores da Web, em combinação com uma avaliação crítica sistematizada das informações relacionadas com a saúde pelos utilizadores e por terceiros, utilizando um vocabulário de base normalizado e validado;

3. As tecnologias de rotulagem e de filtragem, como a PICS (plataforma de seleção de conteúdos da Internet), poderiam fornecer aos profissionais e aos consumidores rótulos que os ajudassem a separar as informações valiosas sobre saúde das informações duvidosas;

4. Os médicos, as sociedades médicas e as associações poderiam avaliar criticamente a informação da Internet e atuar como "serviços de etiquetagem" descentralizados para classificar o valor e a fiabilidade da informação, colocando-lhe "etiquetas" electrónicas de avaliação e descrição;

5. Indicadores indirectos "cibermétricos" de qualidade determinados por programas informáticos poderão complementar a avaliação interpares humana[11] .

O valor percebido da informação, a qualidade, a utilidade, o nível de confiança e a língua do sítio são factores que influenciam o nível de atração para utilizar um sítio Web para procurar informações sobre saúde. Os sítios emergentes de gestão da qualidade, como o **"Heath on the Net- HON",** que fornece 8 princípios (em 38 línguas) para fazer uma avaliação do sítio Web, são um bom exemplo de como os consumidores de informação sobre saúde podem obter orientação sobre a qualidade da informação sobre saúde na Internet. O cumprimento destes princípios dará origem a um certificado fornecido pelo HON ao sítio Web. É importante, no entanto, garantir que a pesquisa de informações sobre saúde na Web, especialmente para autodiagnóstico, não é uma alternativa à consulta de um profissional de saúde especializado, uma vez que "a partilha imediata e generalizada de informações médicas e outras informações científicas fora dos círculos de especialistas, antes de terem sido cuidadosamente examinadas (por exemplo, pré-impressões), pode ser perigosa, especialmente numa pandemia.

Já em 1997, a utilização de informações sobre saúde na Internet tem sido uma questão importante a considerar como uma forma de obter informações que podem levar a uma maior utilização das instalações de cuidados de saúde e de pessoal de saúde qualificado, enquanto que, para outros, tem sido utilizada como a única fonte de informação, resultando naquilo que foi descrito pela OMS (2020) como a "infodemia", ou seja, demasiada informação, incluindo informações falsas ou enganosas, em ambientes digitais e físicos durante um surto de doença. Esta situação gera confusão e comportamentos de risco que podem prejudicar a saúde. Além disso, gera desconfiança nas autoridades de saúde e prejudica a resposta da saúde pública. Uma infodemia pode intensificar ou prolongar os surtos quando as pessoas não têm a certeza do que devem fazer para proteger a sua saúde e a saúde das pessoas que as rodeiam. Com a crescente digitalização - uma expansão dos meios de comunicação social e da utilização da Internet - a informação pode difundir-se mais rapidamente. Isto pode ajudar a preencher mais rapidamente os vazios de informação, mas também pode amplificar as mensagens nocivas". A utilização das redes sociais agravou a situação devido à disponibilidade e à descoberta de informações não verificadas.

Existem diferentes utilizações da informação sobre saúde na Web, tais como:

- Educação e sensibilização dos prestadores de cuidados de saúde e dos cidadãos;

- Auto-diagnóstico com todas as desvantagens que lhe estão associadas;

- Acesso a relatórios de resultados de diagnóstico para o pessoal clínico;

- Pesquisa de localização, perfis, pessoal, serviços, etc. de um centro de saúde;

- Pesquisa de produtos e serviços médicos e de saúde;

- Encomenda eletrónica de serviços de laboratório (patologia, serviços de radiologia);

- Histórico de eventos dos doentes através de formulários especiais ou serviços de correio eletrónico;

- Produção de cartas de alta;

- Assistir a uma consulta na Internet;

- Pesquisa de informações sobre saúde e medicina em livros, revistas e outras fontes de informação[12] .

2.7 Saúde móvel (mHealth)

A saúde móvel é uma prática médica e de saúde pública apoiada por dispositivos móveis, como telemóveis, smartphones, a Internet, dispositivos de monitorização de doentes ligados a telemóveis, assistentes pessoais digitais (PDA) e outros dispositivos sem fios. O apoio à saúde móvel inclui doentes, prestadores de cuidados, farmacêuticos ou outros prestadores de cuidados de saúde que utilizam qualquer tecnologia digital, para além dos dispositivos acima mencionados, aplicações especializadas denominadas APPs. As seis principais áreas de utilização de telemóveis para a saúde, de acordo com o inquérito global da OMS, incluem: emergência gratuita, centros de atendimento de saúde, lembretes de consultas, mobilização da comunidade, fornecimento de informações, sistemas móveis de gestão de tele-saúde e de emergência e aplicações de saúde móvel. As APPs móveis são programas de software que funcionam em telemóveis inteligentes e outros dispositivos de comunicação móvel. Também podem ser acessórios que são ligados a um smartphone ou a outros dispositivos de comunicação móvel, ou uma combinação de acessórios e software.

Estas APPs:

1. Ajudar os doentes/utilizadores a autogerir a sua doença ou condição sem fornecer sugestões de tratamento específicas;

2. Fornecer aos pacientes ferramentas simples para organizar e registar as suas informações de saúde;

3. Facilitar o acesso a informações relacionadas com problemas de saúde ou tratamentos;

4. Ajudar os doentes a documentar, mostrar ou comunicar potenciais condições médicas aos prestadores de cuidados de saúde;

5. Automatizar tarefas simples para os prestadores de cuidados de saúde; ou

6. Permitir que os pacientes ou os prestadores de serviços interajam com sistemas de registos de saúde pessoais (PHR) ou registos de saúde electrónicos (EHR).

Atualmente, está disponível uma vasta gama de aplicações móveis de saúde, que ajudam os doentes (e os não doentes) a aceder a serviços e informações de saúde quando lhes for mais conveniente. Existem desafios infra-estruturais, culturais, jurídicos e éticos. Em geral, estas aplicações têm sido utilizadas em domínios como acompanhamento de atividades desportivas e de fitness, dieta e nutrição, coaching para perda de peso, farmácia; análise do ciclo do sono, redução do stress e relaxamento, meditação, verificadores de sintomas, acesso a registos de saúde pessoais, imagiologia digital, revisão de prontuários eletrónicos, revisão de resultados laboratoriais, life scan para doentes com diabetes, monitorização cardíaca remota, visualizador de ECG, verificação remota do nível de oxigénio, serviços de telessaúde, gestão de receitas médicas, lembretes de consultas, guia de referência da Classificação Internacional de Doenças (CID), codificação de avaliação e gestão, material de referência médica especializado, gravidez e desenvolvimento do bebé, exercício e fitness, ditado remoto, marcação de cirurgias e comunicação entre consultórios.

2.8 Análise preditiva nos cuidados de saúde

De acordo com a Deloitte, a análise preditiva pode ser descrita como um ramo da análise avançada, que é utilizada para fazer previsões sobre actividades futuras desconhecidas. Ao contrário das abordagens tradicionais à análise que se limitam a apresentar informações processadas do passado, a análise preditiva utiliza dados históricos e em tempo real para prever eventos futuros e identificar tendências nos cuidados de saúde. Para o conseguir, a análise preditiva utiliza uma variedade de técnicas, incluindo extração de dados, estatística, IA e ML.

Nos cuidados de saúde, as soluções de análise preditiva baseiam-se em grandes volumes de dados e na inteligência artificial. A análise preditiva nos cuidados de saúde agrega grandes quantidades de dados dos doentes provenientes de registos de saúde electrónicos (EHR), pedidos de indemnização de seguros, documentação administrativa, imagiologia médica, etc., e processa-os em busca de padrões. Com a análise preditiva, os prestadores de cuidados de saúde podem descobrir:

- Quais as doenças que os doentes são susceptíveis de desenvolver?

- Como é que eles respondem a diferentes tratamentos?

- Será que não vão aparecer na próxima consulta médica?

- Voltarão ao hospital nos 30 dias seguintes à alta?

2.8.1 Benefícios da análise preditiva nos cuidados de saúde

Eis alguns exemplos de como os líderes do sector da saúde podem beneficiar da análise preditiva:

- Reduzir os custos das penalizações por não comparência e readmissão

- Acelerar as tarefas administrativas, como os procedimentos de alta e a apresentação de pedidos de indemnização de seguros

- Prevenção de resgates e outros ciberataques através da análise de transacções em curso e da atribuição de classificações de risco

- Preparação proactiva para as tendências futuras em matéria de saúde da população

- Aquisição de novos pacientes através de campanhas personalizadas

2.8.2 Exemplos de análise preditiva nos cuidados de saúde

A análise preditiva está a transformar a área médica de várias formas. Aqui estão sete aplicações que oferecem o maior valor para os prestadores de cuidados de saúde:

1. Prevenir as readmissões

2. Gerir a saúde da população

3. Reforçar a cibersegurança

4. Aumentar a participação e o contacto com os doentes

5. Acelerar a apresentação de pedidos de indemnização de seguros

6. Previsão de tentativas de suicídio

7. Previsão de não comparência a consultas

2.8.3 Prevenir a readmissão

Os custos de readmissão hospitalar são bastante elevados. De acordo com o HealthcareDive, a Medicare gasta cerca de 26 mil milhões de dólares por ano em readmissões. Para além disso, os hospitais estão sujeitos a pesadas penalizações ao abrigo do Programa de Redução de Readmissões Hospitalares da Medicare, que acrescenta incentivos financeiros para combater as readmissões. Como mostra a investigação, 82% dos hospitais abrangidos por este programa receberam este tipo de penalização. A análise preditiva dos cuidados de saúde pode identificar os pacientes com caraterísticas que indicam uma elevada possibilidade de readmissão, de modo a que os médicos possam afetar recursos adicionais ao acompanhamento e personalizar os protocolos de alta para evitar uma rápida reviravolta.

Como a análise preditiva nos cuidados de saúde reduz as readmissões hospitalares. A UnityPoint Health, uma rede de unidades de cuidados de saúde, queria perceber por que razão os doentes estavam a ser readmitidos. Perguntaram-lhes simplesmente: "Porque é que acha que está de volta?" As respostas variaram entre não ter meios para comprar medicamentos e não conseguir marcar consultas de seguimento. A UnityPoint Health agregou estas respostas num modelo preditivo que atribuía uma pontuação de risco de readmissão a cada paciente que o visitava.

Patricia Newland, médica de família, utilizou o algoritmo da UnityPoint para evitar o reinternamento de um dos seus doentes. A ferramenta previu que este doente apresentaria sintomas durante os 13 a 18 dias seguintes à alta. Newland partilhou os resultados com a sua paciente e deu-lhe instruções para telefonar para a clínica assim que os sintomas descritos aparecessem. De facto, a doente telefonou durante o período de tempo previsto. Newland, que já tinha afetado tempo e recursos, conseguiu ver a doente no mesmo dia e alterar a sua medicação, evitando assim o reinternamento.

A UnityPoint Health conseguiu reduzir as readmissões por todas as causas dos doentes em 40% nos 18 meses seguintes à aplicação da ferramenta de análise preditiva. Outro exemplo vem da Health Catalyst, sediada no Utah, que fornece tecnologia de dados e de análise ao sector dos cuidados de saúde. A empresa desenvolveu uma solução de análise de saúde preditiva para reduzir as readmissões. Se pretender implementar o seu software, os seus cientistas de dados colaborarão com o fornecedor para integrar os seus dados no programa e estabelecer um painel de controlo onde o pessoal médico pode iniciar sessão para ver a probabilidade de os pacientes admitidos desenvolverem uma infeção da corrente sanguínea associada à linha central (CLABSI), o que garantiria a readmissão.

2.9 Gestão da saúde da população

Este é outro exemplo proeminente de análise preditiva dos cuidados de saúde, que abrange três aspectos. Detetar doenças crónicas com a análise preditiva para os cuidados de saúde. A análise preditiva nos cuidados de saúde ajuda as instituições médicas a identificar as pessoas que correm o risco de desenvolver doenças crónicas e a prestar-lhes cuidados preventivos antes de a doença progredir. Este tipo de análise atribui pontuações aos doentes com base numa variedade de factores, incluindo dados demográficos, deficiências, idade e padrões de cuidados anteriores.

A Diabetes Care publicou um estudo que demonstra que os modelos de análise preditiva para os cuidados de saúde podem determinar uma esperança de vida de cinco a dez anos para os idosos com diabetes, permitindo aos médicos elaborar planos de tratamento personalizados.

Identificar tendências de saúde pública com análises preditivas.

Além disso, a análise preditiva no sector dos cuidados de saúde ajuda a identificar potenciais tendências de saúde da população. A revista Lancet Public Health publicou um estudo que utilizou a análise preditiva para descobrir tendências no domínio da saúde. Este estudo concluiu que, a menos que os padrões de consumo de álcool se alterem nos EUA, as doenças hepáticas relacionadas com o álcool aumentarão, causando mortes.

Detetar surtos de doenças com a análise preditiva dos cuidados de saúde

Quando se fala de previsões de surtos, não podemos deixar de perguntar: "será que a análise preditiva poderia ter previsto a pandemia de COVID-19?" A resposta é sim. A BlueDot, uma empresa canadense que desenvolve soluções de análise preditiva e IA, emitiu um alerta sobre o aumento de casos de pneumonia desconhecidos em Wuhan em 30 de dezembro de 2019. Apenas nove dias depois, a Organização Mundial da Saúde divulgou uma declaração oficial declarando o surgimento do novo coronavírus.

Até hoje, a análise preditiva nos cuidados de saúde ajuda as autoridades e o cidadão comum a ter uma visão da pandemia. Por exemplo, uma equipa de investigação do Centro de Ciências da Saúde da Universidade do Texas em Houston (UTHealth) desenvolveu uma ferramenta baseada na análise preditiva para o rastreio da COVID-19. Este programa produz e mantém um painel de saúde pública que mostra as tendências actuais e futuras do vírus.

2.10 Reforçar a cibersegurança

De acordo com o relatório HIPAA Healthcare Data Breach Report, os ciberataques são frequentes no sector da saúde. O relatório revelou que a maioria dos ataques de ransomware envolveu o roubo de dados antes da encriptação. Em abril de 2021, registaram-se 62 violações de dados no sector da saúde. Sete delas resultaram no comprometimento de mais de 100 000 registos médicos cada.

A análise preditiva da cibersegurança nos cuidados de saúde pode contribuir positivamente para esta situação. As organizações de cuidados de saúde podem utilizar a análise preditiva associada a soluções de inteligência artificial para o sector médico para calcular pontuações de risco para diferentes transacções em linha em tempo real e responder a eventos com base nas suas pontuações. Por exemplo, durante um evento de início de sessão, o sistema concederá acesso a um processo de baixo risco e bloqueará um processo de alto risco ou desafiá-lo-á para uma autenticação multi-fator. Além disso, a modelação preditiva nos cuidados de saúde pode monitorizar o acesso e a partilha de dados para identificar quaisquer alterações nos padrões, o que poderia indicar uma intrusão.

A análise preditiva no domínio da cibersegurança divide-se em dois tipos de alto nível. Cada um deles tem muitos subtipos próprios:

1. As soluções baseadas em vulnerabilidades estão à procura de pontos fracos no sistema de saúde que possam ser explorados. Estas vulnerabilidades vão desde configurações incorrectas a vulnerabilidades e exposições comuns (CVE) que não foram corrigidas.
2. Plataformas centradas nas ameaças que procuram potenciais ameaças.

Saif Abed, diretor executivo da Clinical Cyber Defense Systems, aconselha as clínicas de cuidados de saúde a considerarem variantes baseadas em resultados de ambos os tipos. Eis o que ele disse: "Recomendo que os prestadores de cuidados de saúde se concentrem na análise baseada em resultados: soluções que possam correlacionar resultados técnicos com métricas clínicas e comerciais reais. Se uma solução puder traçar, prever e predizer se haverá danos aos doentes ou se os serviços serão encerrados, então é uma solução capaz de captar a atenção dos executivos hospitalares ao mais alto nível, independentemente da sua perspicácia técnica."

3. Aumentar a participação e o contacto com os doentes
4. Para receberem cuidados de qualidade, os doentes têm de participar ativamente no seu bem-estar. Outra vantagem é que o estudo do comportamento de participação do doente pode ajudar a detetar quando os doentes estão a tornar-se incumpridores. Com esta informação, os médicos podem ser proactivos na sua abordagem, em vez de esperarem até que o incumprimento se reflicta na saúde dos doentes.

As instalações médicas podem utilizar a análise preditiva nos cuidados de saúde para envolver os doentes e reforçar as suas relações com os médicos. Estas ferramentas podem ajudar a criar perfis de pacientes, enviar mensagens personalizadas e elaborar estratégias com maior impacto em cada indivíduo.

Lillian Dittrick, membro da Society of Actuaries, falou sobre a utilização da análise preditiva: "Quando utilizamos modelos preditivos para analisar todas as variáveis, isso ajuda-nos a dar prioridade aos doentes que vão estar realmente receptivos a mudar algo nos seus estilos de vida, como a nutrição ou o exercício".

Os hospitais e as farmácias podem utilizar algoritmos preditivos para analisar os dados dos doentes e identificar personas dinâmicas de clientes com as suas preferências e padrões distintos. Posteriormente, os médicos podem relacionar-se com estas personas ao planearem mensagens de sensibilização específicas sobre, por exemplo, a adesão ao tratamento e a eficácia dos medicamentos. O departamento de marketing pode utilizar estas personas para criar as suas campanhas de correio eletrónico.

2.11 Acelerar a apresentação de pedidos de indemnização de seguros

Os seguros de saúde também podem beneficiar da análise preditiva. Estas ferramentas podem ajudar os hospitais a preparar os pedidos de indemnização mais rapidamente, minimizando os erros. Um exemplo é a Apixio. Com sede na Califórnia, esta empresa cria ferramentas de análise para os cuidados de saúde. A Apixio desenvolveu um software que ajuda os codificadores hospitalares a identificar os códigos corretos para os pedidos de indemnização de seguros. Esses códigos determinam o montante a pagar pelas companhias de seguros.

Os seguros de saúde também podem beneficiar da análise preditiva. Estas ferramentas podem ajudar os hospitais a preparar os pedidos de indemnização mais rapidamente, minimizando os erros.

Tradicionalmente, os codificadores hospitalares analisam grandes quantidades de informação para encontrar os códigos corretos. A ferramenta do Apixio analisa os registos médicos dos pacientes em busca de dados relevantes e apresenta aos codificadores hospitalares as peças selecionadas que os ajudarão a determinar as melhores opções de código.

2.12 Previsão das tentativas de suicídio

O suicídio é a décima principal causa de morte nos EUA, tirando a vida a 14 americanos em cada 100.000 por ano. Para melhorar esta triste situação, uma equipa de investigação do Centro Médico da Universidade de Vanderbilt (VUMC) desenvolveu um modelo de análise preditiva que utiliza os registos de saúde electrónicos dos pacientes para prever a probabilidade de tentativas de suicídio de determinados pacientes. A ferramenta foi testada no VUMC durante 11 meses. Enquanto os médicos recebiam os doentes, o algoritmo funcionava em segundo plano, prevendo o risco de os doentes regressarem para tratamento de tentativas de suicídio.

Esta ferramenta de análise preditiva nos cuidados de saúde classificou os doentes em 8 grupos com base no seu fator de risco estimado. A equipa de investigação do VUMC verificou que o grupo de risco mais elevado representava mais de 33% de todas as tentativas de suicídio. A equipa concluiu que qualquer pessoa que seja colocada nos grupos de alto risco deve ser verificada quanto a tendências suicidas.

Colin Walsh, professor assistente de Informática Biomédica, Medicina e Psiquiatria, descreveu os benefícios de tais modelos preditivos: "Atualmente, em todo o Centro Médico, não podemos rastrear todos os doentes quanto ao risco de suicídio em cada encontro - nem devemos. Mas sabemos que alguns indivíduos nunca são rastreados, apesar dos factores que os podem colocar em maior risco. Este modelo de risco é uma primeira tentativa de rastreio e pode sugerir quais os doentes a rastrear em contextos em que o suicídio não é frequentemente discutido."

2.13 Previsão de não comparência a consultas

O sistema de saúde dos EUA está a perder cerca de 150 mil milhões de dólares por ano com as faltas às consultas, para não falar dos encargos administrativos associados. Para os médicos individuais, os custos são, em média, de 200 dólares por consulta falhada. A análise preditiva nos cuidados de saúde pode melhorar a eficiência dos custos, permitindo que os hospitais e as clínicas privadas prevejam quais os doentes susceptíveis de faltar às consultas sem aviso prévio. Consequentemente, podem evitar a perda de receitas e aumentar a satisfação dos prestadores de cuidados de saúde.

Exemplos de análise preditiva para não comparência a consultas médicas

Investigadores da Universidade de Duke desenvolveram uma ferramenta de modelação preditiva que analisa os registos electrónicos dos pacientes para identificar potenciais faltas de comparência. Este software registou 4819 pontos de não comparência no sistema de saúde da Duke. A equipa de investigação acredita que o algoritmo teve um bom desempenho porque foi treinado especificamente para esta clínica médica. Recomendam vivamente que os algoritmos adquiridos sejam novamente treinados com base nos dados clínicos locais. Isto produzirá melhores resultados do que quando se depende da formação do fornecedor.

Algumas organizações de cuidados de saúde estão a dar um passo em frente e a contactar os doentes com um potencial registo de não comparência para se certificarem de que estão bem e oferecerem cuidados à distância.

A Community Health Network estabeleceu uma parceria com a CipherHealth, uma empresa de tecnologia da saúde com sede em Nova Iorque, para implementar uma solução de análise de dados que reduzisse as não comparências e facilitasse o contacto com os pacientes. Com o novo sistema implementado, a Community Health Networks pode não só prever um evento de não comparência, mas também contactar o paciente correspondente através dos seus meios de comunicação preferidos (texto, telefone, e-mail) para oferecer uma breve consulta remota para satisfazer as necessidades do paciente.[13]

2.14 Ferramentas de modificação de comportamentos de saúde e bem-estar

Ferramentas que ajudam a transformar hábitos pouco saudáveis em hábitos saudáveis através de avisos constantes ou de um sistema de recompensas. Em suma, existem inúmeras vias no âmbito da saúde digital, cada uma delas desempenhando o seu papel único na otimização do bem-estar geral, tanto a nível individual como social. Em conjunto, formam uma rede intrincada que contribui imensamente para revolucionar as abordagens tradicionais dos cuidados de saúde, conduzindo-nos a um caminho em que a qualidade e a eficiência dos cuidados se tornam a norma e não a exceção.

2.14.1 Redes profissionais

Os sítios das redes sociais mais populares para os médicos são aqueles em que podem participar em comunidades em linha, ouvir especialistas e estabelecer contactos e comunicar com colegas sobre questões relacionadas com os doentes. A utilização das redes sociais pelos farmacêuticos também se centra frequentemente na comunicação com os colegas. As plataformas de redes sociais utilizadas para a criação de redes profissionais são muitas vezes de acesso exclusivo e destinam-se especificamente a pessoas que exercem estas profissões. Para além de tópicos clínicos, as discussões nestes sítios abordam diversos assuntos, como ética, política, bioestatística, gestão da prática, estratégias de carreira e até mesmo encontros num ambiente médico. Podem também proporcionar um ambiente de apoio aos profissionais de saúde que se especializam.

Outro exemplo de rede profissional entre os profissionais de saúde é o crowdsourcing, que envolve o aproveitamento dos conhecimentos e competências de uma comunidade para resolver problemas ou recolher informações e opiniões. As redes sociais também podem ser utilizadas para ligar os profissionais de saúde de países do terceiro mundo a especialistas em locais mais avançados do ponto de vista médico. Por exemplo, os procedimentos cirúrgicos podem ser transmitidos através da Internet e as perguntas podem ser feitas através do Twitter em tempo real. Assim, as redes sociais proporcionam um novo canal de comunicação para que os profissionais de saúde trabalhem em rede, partilhem e troquem informações médicas de uma forma e a um ritmo nunca antes possíveis.

2.14.2 Formação profissional

As capacidades de comunicação proporcionadas pelas redes sociais também estão a ser utilizadas para melhorar o ensino clínico. A elevada taxa de utilização das redes sociais por parte dos jovens entre os 18 e os 29 anos motivou a adaptação dos currículos clínicos para refletir a mudança de hábitos e a cultura dos novos estudantes. Muitos estudos descreveram a utilização de ferramentas das redes sociais para melhorar a compreensão da comunicação, do profissionalismo e da ética por parte dos estudantes de medicina clínica. As universidades também estão a utilizar as redes sociais para recrutar estudantes, aumentar o acesso às bibliotecas académicas e criar salas de aula e horários de atendimento virtuais, bem como outras experiências de aprendizagem únicas.

Os meios de comunicação social também estão a ser amplamente implementados nos currículos de licenciatura em farmácia. Um terço dos programas de farmácia referiu ter utilizado o Twitter de alguma forma. Um inquérito de 2011 também revelou que 38% dos membros do corpo docente de farmácia utilizam o Facebook para ensinar, com metade a declarar que tencionam utilizar as redes sociais no futuro. Num exemplo, um instrutor de um curso de farmacoterapia geriátrica na Universidade de Rhode Island utilizou o Facebook para incentivar os debates na aula e para ligar os estudantes a cidadãos idosos que se tinham voluntariado para participar no curso. Esta experiência melhorou as percepções dos alunos sobre os adultos mais velhos e também introduziu os idosos no Facebook. Na Universidade de Auburn, os instrutores criaram identificadores no Twitter para que os estudantes de farmácia pudessem participar anonimamente nos debates da turma. No final do semestre, 81% dos estudantes sentiram que o Twitter lhes tinha permitido expressar opiniões que de outra forma não teriam partilhado, embora 71% considerassem que o Twitter os tinha distraído.

As plataformas dos meios de comunicação social em linha também influenciaram a experiência educativa dos enfermeiros, tendo um inquérito indicado que 53% das escolas de enfermagem utilizam atualmente estas ferramentas. Por exemplo, o Twitter tem sido utilizado para melhorar as competências de tomada de decisões clínicas dos estudantes de enfermagem em situações de cuidados intensivos. Os estudantes viram vídeos de cenários clínicos e tweetaram as suas observações sobre o estado do doente para receberem feedback do instrutor. Outras utilizações do Twitter no ensino de enfermagem incluem a publicação de uma transmissão em direto das opiniões dos alunos durante a aula, ou a criação de uma hashtag da aula para que recursos como vídeos, sítios Web, artigos e fotografias possam ser partilhados. Os sites de partilha de multimédia, como o YouTube, também podem ser utilizados na sala de aula para estimular o debate, ilustrar um ponto ou reforçar um conceito. Os alunos podem ver um vídeo e depois responder a perguntas que promovam o raciocínio clínico.

No entanto, a incorporação dos meios de comunicação social no ensino clínico tem sido alvo de críticas mistas. Os cursos que incorporam essas ferramentas foram, em geral, recebidos de forma positiva, mas, nalguns casos, os estudantes referiram sentir que a utilização do Facebook para fins de ensino é uma intrusão nas suas vidas sociais. Equilibrar as melhores oportunidades de comunicação proporcionadas pelas redes sociais com o inconveniente de uma maior distração num ambiente educativo é também um desafio. Infelizmente, as normas que orientam a utilização adequada das ferramentas das redes sociais na educação estão ainda a dar os primeiros passos.

2.14.3 Promoção organizacional

As organizações de cuidados de saúde, incluindo hospitais, sistemas de saúde, sociedades profissionais, empresas farmacêuticas, grupos de defesa dos doentes e empresas de benefícios farmacêuticos, estão a utilizar as redes sociais para muitos fins. As utilizações incluem a comunicação com a comunidade e os doentes; o aumento da visibilidade da organização; a comercialização de produtos e serviços; o estabelecimento de um local para a aquisição de notícias sobre actividades, promoções e angariação de fundos; a disponibilização de um canal para recursos e educação dos doentes; e a prestação de serviços e apoio ao cliente. Estima-se que 70% das organizações de cuidados de saúde dos EUA utilizem os meios de comunicação social, sendo o Facebook, o Twitter e o YouTube os mais populares. Os blogues também são utilizados por muitos centros médicos e hospitais.

Estudos demonstraram que esta utilização das redes sociais pode melhorar muito a imagem e a visibilidade de um centro médico ou hospital. Num estudo, 57% dos consumidores afirmaram que a presença de um hospital nas redes sociais influenciaria fortemente a sua escolha relativamente ao local onde pretendem obter serviços. Uma forte presença nas redes sociais foi também interpretada por 81% dos consumidores como sendo uma indicação de que um hospital oferece tecnologias de ponta. Num outro estudo, 12,5% das organizações de cuidados de saúde inquiridas afirmaram ter conseguido atrair novos pacientes através da utilização das redes sociais.

A taxa de adoção das redes sociais por organizações de saúde sem fins lucrativos também está a aumentar. A Clínica Mayo tornou-se um líder internacional nesses esforços quando criou a rede Social Media em 2010. Na sua declaração de missão para a rede, a clínica afirmou que procurava fornecer uma "voz autêntica para pacientes e profissionais de saúde, construindo relações através do poder revolucionário dos media sociais". Para esse efeito, esta iniciativa criou uma presença no Facebook, YouTube e Twitter. Também disponibiliza uma vasta biblioteca de publicações em blogues, podcasts, conferências e webinars para envolver várias partes interessadas da comunidade. A Clínica Mayo e outras instituições de cuidados de saúde educativos também utilizaram blogues para promover a aprendizagem entre pares e para implementar novos protocolos.

Muitas universidades também têm um canal de marca no YouTube, onde os vídeos podem ser partilhados através do sítio de redes sociais da universidade.

As redes sociais também permitem que as farmácias comuniquem com grandes grupos de clientes em simultâneo, realizem inquéritos e permitam que os doentes sintam que fazem parte de uma comunidade farmacêutica. Muitas farmácias utilizam os meios de comunicação social para chegar aos seguidores sobre produtos, serviços, descontos, eventos noticiosos e informações de saúde. Várias farmácias e seguradoras de grande dimensão lançaram programas-piloto que fornecem recargas de receitas e lembretes de consultas através de mensagens de texto nas redes sociais.

2.14.4 Cuidados com os doentes

Embora tenha havido relutância por parte dos profissionais de saúde em utilizar os meios de comunicação social para prestar cuidados diretos aos doentes, esta prática está a ser lentamente aceite pelos clínicos e pelos estabelecimentos de saúde. Por exemplo, a Georgia Health Sciences University forneceu aos pacientes acesso a uma plataforma chamada WebView, que permite aos pacientes contactar os seus médicos para fazer perguntas ou pedir recargas de receitas.

Estudos recentes revelaram que os médicos começaram a desenvolver um interesse em interagir com os doentes em linha. Alguns médicos estão a utilizar as redes sociais, incluindo o Twitter e o Facebook, para melhorar a comunicação com os doentes. Cerca de 60% dos médicos são favoráveis à interação com os doentes através das redes sociais com o objetivo de fornecer educação e monitorização da saúde dos doentes e de encorajar mudanças comportamentais e a adesão aos medicamentos, na esperança de que estes esforços conduzam a "uma melhor educação, maior adesão e melhores resultados". No entanto, outros estudos mostraram que ainda existe uma resistência considerável à utilização das redes sociais para interagir com os doentes. Num inquérito realizado a cerca de 480 médicos praticantes e estudantes, 68% consideraram que era eticamente problemático interagir com os doentes nas redes sociais por motivos pessoais ou profissionais.

As provas indicam que a comunicação eletrónica com os doentes pode melhorar os seus cuidados e os resultados em termos de saúde. Estudos demonstraram que a comunicação eletrónica suplementar enfatiza os conselhos dos médicos e melhora a adesão dos doentes com doenças crónicas. Pode também melhorar a satisfação dos doentes ao aumentar o tempo passado a comunicar com os seus médicos e a obter respostas às suas perguntas. Um inquérito realizado a pacientes de uma clínica de família em regime ambulatório revelou que 56% dos pacientes queriam que os seus profissionais de saúde utilizassem as redes sociais para enviar lembretes, agendar consultas, obter resultados de testes de diagnóstico, receber notificações de receitas e responder a perguntas gerais. Os pacientes que não utilizavam as redes sociais disseram que começariam a utilizá-las se soubessem que podiam estabelecer contacto com o seu prestador de cuidados de saúde.

2.14.5 Educação dos doentes

As redes sociais podem também melhorar o acesso dos doentes a informações sobre cuidados de saúde e a outros recursos educativos. Nos EUA, oito em cada 10 utilizadores da Internet procuram informações de saúde em linha e 74% dessas pessoas utilizam as redes sociais. Através das redes sociais, os doentes podem juntar-se a comunidades virtuais, participar em investigações, receber apoio financeiro ou moral, definir objectivos e acompanhar o seu progresso pessoal.

Os médicos também estão a utilizar as redes sociais para promover a educação dos doentes em matéria de cuidados de saúde. Eles tweetam, fazem publicações em blogues, gravam vídeos e participam em fóruns de discussão sobre doenças específicas centrados na educação dos doentes. Estes fóruns constituem uma oportunidade importante para os médicos distribuírem informação baseada em provas para contrariar material inexato na Internet. Em alguns fóruns das redes sociais, o público tem a oportunidade de participar nestes debates.

Ao contrário de outros conselhos de saúde que um doente pode encontrar em linha, os médicos podem utilizar as redes sociais para desenvolver mensagens com maior probabilidade de serem compreendidas e seguidas pelos doentes. Alguns médicos acreditam que as redes sociais seriam particularmente benéficas para pacientes com doenças crónicas, raras ou fatais; com questões sobre cuidados maternos ou infantis; ou com objectivos pessoais relacionados com a saúde, como a gestão do peso. Está provado que a distribuição de informação credível motiva mudanças de comportamento observáveis nas redes sociais. A investigação começou a mostrar que as intervenções baseadas nas redes sociais podem afetar positivamente a perda de peso, a cessação do tabaco, os comportamentos sexuais de risco e a atividade física.

Os doentes também estão a utilizar as redes sociais para se ligarem a outras pessoas afectadas por doenças semelhantes. Por exemplo, o sítio de rede social PatientsLikeMe (www.patientslikeme.com) permite aos doentes acederem a informações, sugestões e apoio de outras pessoas que sofrem da mesma doença ou estado de saúde. Os grupos do Facebook também se centram frequentemente em condições médicas específicas. Estes grupos participam ativamente no apoio entre pares, bem como em esforços de angariação de fundos para organizações e indivíduos afiliados.

2.14.6 Programas de saúde pública

Os meios de comunicação social criaram vastas redes globais que podem rapidamente difundir informações e mobilizar um grande número de pessoas para facilitar um maior progresso em direção aos objectivos de saúde pública. Os meios de comunicação social podem, por conseguinte, ser uma ferramenta poderosa para a educação e a sensibilização do público relativamente a questões de saúde pública. Os departamentos de saúde pública de alguns Estados estão a utilizar o Twitter e outras redes sociais para estes fins.

Outras organizações de saúde pública utilizam conteúdos de palavras-chave do Twitter e de outras redes sociais, em combinação com tecnologias de localização, para responder rapidamente a catástrofes e monitorizar a saúde e o bem-estar das populações. O CDC mantém uma presença ativa no Twitter e no Facebook para seguir "tweets" que possam indicar um surto de gripe e para partilhar actualizações sobre esses incidentes. O CDC também utilizou as redes sociais para localizar e monitorizar fontes e casos suspeitos da doença do legionário. Organizações como a Cruz Vermelha seguem as publicações no Twitter durante catástrofes naturais, como furacões e terramotos, para recolher informações sobre onde se encontram as maiores necessidades. Os blogues de cidadãos também têm sido monitorizados por hospitais para obter informações sobre potenciais acidentes em massa. Quando utilizados desta forma, os sítios de redes sociais em tempo real proporcionam uma maior agilidade e uma melhor preparação para responder a catástrofes e emergências de saúde pública. Os sítios de redes sociais também fornecem ao pessoal de resposta a catástrofes e emergências um meio de partilhar e aceder rapidamente a informações importantes fornecidas por agências como o CDC e a U.S. Preventive Services Task Force.

A utilização generalizada dos meios de comunicação social também pode influenciar os comportamentos e objectivos de saúde pública através do reforço social. Uma vez que os seres humanos são uma espécie altamente social, são frequentemente influenciados pelos seus amigos, bem como pelos amigos dos amigos. Um exemplo do poderoso efeito dos meios de comunicação social foi observado depois de o Facebook ter decidido permitir que os utilizadores publicassem o seu estatuto de dador de órgãos no seu perfil. De acordo com a Donate Life America, na semana seguinte à introdução desta funcionalidade, os registos estatais online de dadores de órgãos registaram um aumento de 23 vezes nas promessas de doação, presumivelmente devido a este efeito de rede social.[14]

2.15 Plataformas de registos de saúde digitalizados

Um registo de saúde eletrónico (EHR) é uma versão digital da ficha em papel de um doente. Os EHRs são registos em tempo real, centrados no paciente, que disponibilizam a informação de forma instantânea e segura a utilizadores autorizados. Embora um EHR contenha os históricos médicos e de tratamento dos pacientes, um sistema EHR é construído para ir além dos dados clínicos padrão recolhidos no consultório de um provedor e pode incluir uma visão mais ampla dos cuidados de um paciente. Os EHRs são uma parte vital da TI da saúde e podem:

o Contém o historial médico do doente, diagnósticos, medicamentos, planos de tratamento, datas de vacinação, alergias, imagens radiológicas e resultados de testes e laboratórios

o Permitir o acesso a ferramentas baseadas em provas que os prestadores podem utilizar para tomar decisões sobre os cuidados de saúde de um doente

- o   Automatizar e otimizar o fluxo de trabalho dos fornecedores

Uma das principais caraterísticas de um sistema de informação médica eletrónica é que as informações de saúde podem ser criadas e geridas por prestadores autorizados num formato digital capaz de ser partilhado com outros prestadores em mais do que uma organização de cuidados de saúde. Os EHRs são criados para partilhar informações com outros prestadores e organizações de cuidados de saúde - tais como laboratórios, especialistas, instalações de imagiologia médica, farmácias, instalações de emergência e clínicas escolares e do local de trabalho - pelo que contêm informações de todos os médicos envolvidos nos cuidados de um paciente.

2.15.1 Vantagens dos registos de saúde electrónicos

Os CDI e a capacidade de trocar informações de saúde eletronicamente podem ajudá-lo a prestar cuidados de saúde de maior qualidade e mais seguros aos doentes, criando simultaneamente melhorias tangíveis para a sua organização. Os EHRs ajudam os prestadores a gerir melhor os cuidados prestados aos pacientes e a prestar melhores cuidados de saúde ao

- o   Fornecer informações exactas, actualizadas e completas sobre os doentes no local de prestação de cuidados
- o   Permitir o acesso rápido aos registos dos doentes para uma maior **coordenação e eficiência dos cuidados**
- o   Partilha segura de informações electrónicas com os doentes e outros médicos
- o   Ajudar os prestadores de serviços a **diagnosticar** mais eficazmente **os doentes, reduzir os erros médicos e prestar cuidados mais seguros**
- o   Melhorar a interação e a comunicação entre doentes e prestadores de **cuidados de saúde,** bem como a **conveniência dos cuidados de saúde**
- o   Permitir uma prescrição mais segura e fiável
- o   Ajudar a promover uma documentação legível e completa e uma codificação e faturação precisas e simplificadas
- o   Melhorar **a privacidade e a segurança** dos dados dos doentes
- o   Ajudar os fornecedores a melhorar a produtividade e o equilíbrio entre vida profissional e pessoal

o   Permitir aos fornecedores melhorar a eficiência e atingir os seus objectivos comerciais

o   Redução dos custos através da diminuição da burocracia, do aumento da segurança, da redução da duplicação de testes e da melhoria da saúde.

2.16 Registos de saúde electrónicos: Noções básicas

Um registo de saúde eletrónico (EHR) contém informações sobre a saúde do paciente, tais como:

o   Dados administrativos e de faturação

o   Dados demográficos dos doentes

o   Notas de progresso

o   Sinais vitais

o   Historial médico

o   Diagnósticos

o   Medicamentos

o   Datas de imunização

o   Alergias

o   Imagens de radiologia

o   Resultados de análises e testes

Um EHR é mais do que apenas uma versão computorizada de uma ficha em papel no escritório de um fornecedor. É um registo digital que pode fornecer informações de saúde abrangentes sobre os seus pacientes. Os sistemas de EHR foram concebidos para partilhar informações com outros prestadores de cuidados de saúde e organizações - como laboratórios, especialistas, instalações de imagiologia médica, farmácias, instalações de emergência e clínicas escolares e do local de trabalho - pelo que contêm informações de ***todos os médicos envolvidos nos cuidados de um paciente.***

Os registos médicos electrónicos (EMR) são uma versão digital dos registos em papel existentes no consultório do médico. Um EMR contém o historial médico e de tratamento dos doentes de um consultório. Os EMRs têm vantagens em relação aos registos em papel. Por exemplo, os EMRs permitem aos médicos

*   Acompanhar os dados ao longo do tempo

- Identificar facilmente quais os pacientes que devem efetuar exames preventivos ou check-ups
- Verificar como é que os seus pacientes estão a cumprir determinados parâmetros - como leituras de tensão arterial ou vacinas
- Monitorizar e melhorar a qualidade geral dos cuidados prestados na clínica

Mas a informação contida nos registos electrónicos não sai facilmente da clínica. De facto, o registo do doente pode mesmo ter de ser impresso e entregue por correio a especialistas e outros membros da equipa de cuidados. Nesse aspeto, os registos médicos electrónicos não são muito melhores do que um registo em papel.

Os registos de saúde electrónicos (EHRs) fazem tudo isso e muito mais. Os registos de saúde electrónicos centram-se na saúde total do doente - indo além dos dados clínicos padrão recolhidos no consultório do prestador de cuidados de saúde e incluindo uma visão mais ampla dos cuidados de saúde do doente. Os CDI foram concebidos para ir *além da* organização de saúde que originalmente recolhe e compila a informação. Foram concebidos para partilhar informações com outros prestadores de cuidados de saúde, como laboratórios e especialistas, pelo que contêm informações de *todos os médicos envolvidos nos cuidados do doente*. A National Alliance for Health Information Technology declarou que os dados dos CDI "podem ser criados, geridos e consultados por médicos e pessoal autorizado em mais do que uma organização de cuidados de saúde".

As informações deslocam-se com o doente - para o especialista, o hospital, o lar de idosos, o estado vizinho ou mesmo o país inteiro. Ao comparar as diferenças entre os tipos de registos, a HIMSS Analytics afirmou que "o EHR representa a capacidade de partilhar facilmente informações médicas entre as partes interessadas e de fazer com que as informações de um doente o acompanhem através das várias modalidades de cuidados a que esse indivíduo recorre." Os CDI foram concebidos para serem acedidos por todas as pessoas envolvidas nos cuidados dos doentes - incluindo *os próprios doentes*. De facto, essa é uma expetativa explícita na definição da Fase 1 de "**utilização significativa**" dos CDI.

E isso faz toda a diferença. Porque quando a informação é partilhada de forma segura, torna-se mais poderosa. Os cuidados de saúde são um esforço de equipa, e a informação partilhada apoia esse esforço. Afinal, muito do valor derivado do sistema de prestação de cuidados de saúde resulta da comunicação eficaz de informação de uma parte para outra e, em última análise, da capacidade de várias partes se envolverem na comunicação interactiva de informação.

2.16.1 Vantagens dos sistemas de registo de dados electrónicos

Com os sistemas de registo de dados electrónicos totalmente funcionais, todos os membros da equipa têm acesso imediato às informações mais recentes, o que permite cuidados mais coordenados e centrados no doente. Com os EHRs:

- A informação recolhida pelo prestador de cuidados primários informa o médico do serviço de urgência sobre a alergia que ameaça a vida do doente, para que os cuidados possam ser ajustados de forma adequada, mesmo que o doente esteja inconsciente.
- Um doente pode aceder ao seu próprio registo e ver a tendência dos resultados laboratoriais ao longo do último ano, o que pode ajudar a motivá-lo a tomar os seus medicamentos e a manter as mudanças de estilo de vida que melhoraram os números.
- Os resultados dos exames laboratoriais efectuados na semana passada já constam do registo, para que o especialista saiba o que precisa de saber sem ter de fazer exames duplicados.
- As notas do médico sobre a estadia do paciente no hospital podem ajudar a informar as instruções de alta e os cuidados de acompanhamento e permitir que o paciente passe de um ambiente de cuidados para outro com mais facilidade.

Portanto, sim, a diferença entre "registos médicos electrónicos" e "registos de saúde electrónicos" é apenas uma palavra. Mas nessa palavra há um mundo de diferenças[15].

Capítulo 3: Benefícios e desafios da saúde digital e da saúde oral digital

3.1 As vantagens da saúde digital

Para monitorizar os indicadores de saúde e servir outros objectivos relevantes, as tecnologias digitais de saúde utilizam plataformas informáticas, software, conetividade e sensores.

O tratamento de doentes que necessitam de serviços de gestão de cuidados crónicos (CCM), como a diabetes, pode ser eficazmente auxiliado por estas novas tecnologias. Os artigos médicos, tais como medicamentos, dispositivos e produtos biológicos, são frequentemente utilizados neste contexto. Além disso, podem ser utilizadas para investigar ou desenvolver medicamentos.

Eis algumas formas como a saúde digital pode ajudar os doentes a manterem-se mais saudáveis, melhorando simultaneamente os serviços dos médicos.

3.1.1 Cuidados de saúde reactivos e sustentáveis

O número de pessoas que vivem com doenças crónicas tem vindo a aumentar gradualmente à medida que a esperança de vida aumenta. O preço dos serviços de saúde aumentou drasticamente em consequência deste facto.

Devido às mudanças no sector dos cuidados de saúde, tem havido uma mudança crescente no sentido da utilização de abordagens de saúde digitais para o tratamento. Uma nova era de wearables e de cuidados competentes está a ser inaugurada por tecnologias inovadoras.

Ao introduzir a ideia de uma solução de monitorização remota dos doentes que se ocupam de si próprios, estas plataformas também contribuíram para aliviar a pressão sobre o pessoal médico e sobre instalações como clínicas e hospitais.

3.1.2 Prevenção antes do tratamento

Ao monitorizar e acompanhar regularmente os sintomas, as tecnologias digitais de saúde ajudam as pessoas a gerir os seus problemas de saúde. Mais importante ainda, é uma técnica para o diagnóstico precoce de alterações críticas na progressão da doença num doente, antes de a saúde pulmonar ter sido irremediavelmente afetada. Consequentemente, tanto as pessoas com doenças respiratórias como as que são consideradas "de risco" podem beneficiar significativamente da utilização de plataformas digitais de saúde.

3.1.3 Remodelar a relação médico-paciente

Ao envolver os doentes na formulação dos seus cuidados e planos de tratamento, os sistemas de saúde digitais incluem os doentes e os seus profissionais de saúde. A simplicidade do acesso direto e partilhado ao estado de saúde de um doente aumenta o sentido de parceria, transparência e confiança da relação médico-doente. Um perfil claro da sensibilidade do estado do doente pode ser evitado através do registo em tempo real de elementos significativos relacionados com a saúde, como a hora do dia, os estimulantes ambientais, a utilização de medicamentos e a adesão ao tratamento.

3.1.4 Expandir o alcance dos profissionais de saúde

As soluções digitais para os cuidados de saúde têm como objetivo reduzir o volume de trabalho administrativo e outras tarefas entediantes que os profissionais de saúde têm de realizar. Como resultado, estes passam mais tempo a interagir com os doentes e a acompanhá-los. Isto é essencial para os doentes, clínicas, instalações de cuidados ambulatórios ou ambientes de cuidados ao domicílio onde as deslocações podem ser difíceis ou não recomendadas. Os pacientes estão preparados para fornecer ao seu médico acesso às suas informações de saúde em qualquer altura, graças às tecnologias de nível clínico que transportam.

3.2 Nivelamento da plataforma

O custo da gestão da doença de um doente é reduzido, tanto para a clínica como para o doente, uma vez que as clínicas têm acesso a tecnologias médicas a preços razoáveis. Muitas comunidades em linha estão acessíveis através de plataformas de saúde digitais, proporcionando aos doentes apoio e oportunidades de interação com pessoas com problemas de saúde semelhantes.

3.2.1 Má qualidade da informação

A principal limitação das informações de saúde encontradas nas redes sociais e noutras fontes em linha é a falta de qualidade e fiabilidade Os autores das informações médicas encontradas nos sítios das redes sociais são muitas vezes desconhecidos ou são identificados por informações limitadas. Além disso, as informações médicas podem não ser referenciadas, estar incompletas ou ser informais. Embora a medicina baseada em provas não dê ênfase aos relatos anedóticos, as redes sociais tendem a enfatizá-los, baseando-se em histórias individuais de pacientes para obter conhecimentos médicos colectivos. Existem problemas semelhantes nos meios de comunicação tradicionais em linha; no entanto, a natureza interactiva dos meios de comunicação social aumenta estes problemas, uma vez que qualquer utilizador pode carregar conteúdos para um sítio. Os utilizadores das redes sociais também podem ser vulneráveis a conflitos de interesses, tanto ocultos como evidentes, que podem ser incapazes de interpretar.

Existem medidas que podem ser úteis para resolver este problema. Os profissionais de saúde podem orientar os doentes para sítios Web credíveis e revistos por pares, onde a informação é sujeita a controlo de qualidade. A Organização Mundial de Saúde está a liderar um pedido à Internet Corporation for Assigned Names and Numbers para estabelecer um novo sufixo de domínio que seria utilizado exclusivamente para informações de saúde validadas. A emissão deste sufixo de domínio seria estritamente regulamentada e o conteúdo dos sítios Web com estes endereços seria monitorizado para garantir o cumprimento de critérios de qualidade rigorosos. Os motores de busca darão prioridade a estes endereços de domínio quando fornecerem resultados em resposta a pedidos de informação relacionados com a saúde.

3.2.2 Danos à imagem profissional

Um dos principais riscos associados à utilização das redes sociais é a publicação de conteúdos não profissionais que podem refletir-se desfavoravelmente nos profissionais de saúde, estudantes e instituições afiliadas. As redes sociais transmitem informações sobre a personalidade, os valores e as prioridades de uma pessoa, e a primeira impressão gerada por este conteúdo pode ser duradoura. As percepções podem basear-se em qualquer informação contida num perfil de uma rede social, como fotografias, alcunhas, publicações e comentários que foram apreciados ou partilhados, bem como os amigos, causas, organizações, jogos e meios de comunicação social que uma pessoa segue.

O comportamento que pode ser interpretado como não profissional inclui a violação da privacidade do doente; o uso de palavrões ou linguagem discriminatória; imagens de sugestão sexual ou intoxicação; e comentários negativos sobre os doentes, uma entidade patronal ou uma escola. Estes erros públicos dos profissionais de saúde foram documentados, incluindo médicos que tiram fotografias digitais durante uma cirurgia, posam com armas ou álcool e publicam "tweets" que são prejudiciais para um indivíduo ou para a profissão. A divulgação de frustrações, ou "desabafos", relativamente a doentes também ocorre em fóruns online e não é recomendada.

As informações recolhidas nas redes sociais também podem ser utilizadas para tomar decisões relativamente à admissão em programas médicos ou profissionais, seleção para residências ou emprego. Os empregadores e os programas de residência procuram agora no Facebook e noutros sítios de redes sociais antes de contratarem candidatos. Um inquérito da Microsoft revelou que 79% dos empregadores visualizam informações online sobre potenciais empregados e apenas 7% dos candidatos a emprego estavam cientes desta possibilidade. Ao fazer publicações públicas, uma pessoa disponibilizou voluntariamente informações que podem ser vistas por qualquer pessoa e para qualquer fim. Para alguns, é lógico que os candidatos que não usam de discrição na decisão sobre o conteúdo a publicar online podem também ser incapazes de exercer um bom julgamento profissional.

Não é raro que os utilizadores das redes sociais estejam ligados a redes sobrepostas de amigos, familiares e colegas. Alguns utilizadores tentam manter as suas imagens pessoais e profissionais separadas, criando contas diferentes. Isto pode ser difícil de implementar na prática, porque os contactos pessoais e profissionais se sobrepõem frequentemente. No entanto, a maioria dos sítios de redes sociais oferece agora definições de privacidade que permitem aos indivíduos personalizar o conteúdo do seu perfil e quem o pode ver. Idealmente, as definições da conta e da privacidade devem ser definidas de forma a permitir a expansão da rede de contactos e, ao mesmo tempo, limitar a exposição da informação a pessoas fora da rede. Devem também ser utilizadas quaisquer definições disponibilizadas pelo sítio de redes sociais que permitam aos utilizadores rotular diferentes relações, de modo a que apenas a informação adequada seja partilhada com determinados grupos ou indivíduos. Os profissionais de saúde devem efetuar pesquisas periódicas dos seus próprios nomes ou de outras informações de identificação para garantir que a sua presença nas redes sociais projecta uma imagem profissional.

3.2.3 Violação da privacidade dos doentes

As preocupações relativas à utilização das redes sociais pelos profissionais de saúde centram-se frequentemente no potencial de repercussões negativas resultantes da violação da confidencialidade dos doentes. Tais infracções podem expor os HCP e as entidades de cuidados de saúde a responsabilidades ao abrigo da HIPAA federal e das leis de privacidade estatais. A HIPAA, tal como modificada pela lei HITECH (Health Information Technology for Economic and Clinical Health), rege a utilização e divulgação permitidas de informações sobre os doentes pelas entidades abrangidas, incluindo os HCP e os hospitais. A lei HITECH detalha os requisitos de notificação de violação da privacidade e expande vários mandatos para incluir os associados comerciais. A secção 13410(d) aborda as penalizações civis e criminais para violações que se baseiam na natureza da violação, bem como nos danos resultantes. Embora a utilização das redes sociais não seja especificamente referida, estas ferramentas podem certamente apresentar riscos ao abrigo da HIPAA e da HITECH. Um profissional de saúde pode violar a HIPAA/HITECH federal ou as leis de privacidade estatais de várias formas ao publicar informações, comentários, fotografias ou vídeos relativos a um doente num site de rede social. Quer se trate de comunicar com ou sobre pacientes nas redes sociais, as violações da confidencialidade do paciente podem resultar em acções judiciais contra um HCP e, potencialmente, contra a sua entidade patronal. No entanto, é importante notar que a HIPAA não restringe a distribuição de informações médicas que tenham sido "desidentificadas".

Em 2003, o Departamento de Saúde e Serviços Humanos (HHS) emitiu a Regra de Privacidade da HIPAA, que fornece as primeiras normas federais de privacidade para a proteção das informações dos doentes a serem seguidas pelas "entidades abrangidas", tais como HCPs, hospitais e planos de saúde. A Regra de Privacidade da HIPAA impõe pesadas multas e potenciais acusações criminais sobre a divulgação não autorizada de informações de saúde *individualmente identificáveis* por entidades abrangidas em formato oral, em papel ou eletrónico. A Regra de Privacidade da HIPAA também inclui uma "norma de salvaguardas" que exige que as entidades abrangidas protejam razoavelmente as informações de saúde dos doentes contra a divulgação não autorizada, utilizando salvaguardas físicas, administrativas e técnicas. As normas de salvaguarda são algo flexíveis para entidades de diferentes dimensões e recursos. Por exemplo, a comunicação entre um doente e um HCP através de correio eletrónico não encriptado pode ser permitida, desde que sejam seguidas outras salvaguardas razoáveis.

Para cumprir a Regra de Privacidade da HIPAA, as vinhetas clínicas publicadas nas redes sociais relativas a pacientes devem ter todas as informações de identificação pessoal e quaisquer referências reveladoras removidas. Esta "desidentificação" pode ser conseguida alterando ou omitindo detalhes importantes do paciente (por exemplo, nomes, números de seguro ou da Segurança Social, data de nascimento e fotografias), evitando a descrição de problemas médicos raros e não incluindo períodos de tempo ou locais específicos sem o consentimento do paciente. No entanto, apesar destas precauções, ainda se registaram muitas violações inadvertidas da Regra de Privacidade da HIPAA, bem divulgadas, envolvendo as redes sociais. A proteção da identidade de uma pessoa quando escreve sobre doentes é muitas vezes mais difícil do que seria de esperar. Um estudo de blogues médicos escritos por profissionais de saúde revelou que foram descritos doentes individuais em 42% das 271 amostras estudadas. Destas amostras, 17% incluíam informações suficientes para que os doentes se identificassem a si próprios ou aos seus prestadores de cuidados de saúde e três incluíam fotografias reconhecíveis dos doentes.

O consentimento do doente é uma questão crítica a considerar quando se utilizam as redes sociais. Um HCP ou uma organização de cuidados de saúde pode determinar se é necessária a autorização do doente considerando o local de publicação. A utilização de sistemas de mensagens específicos compatíveis com a HIPAA, como o fornecido pela Doximity, pode ser teoricamente segura mesmo para informações que identifiquem o doente, assumindo que o destinatário tem uma justificação médica para receber essas informações. No entanto, em última análise, cabe ao HCP individual, ao consultório ou à organização decidir quando é que vão pedir o consentimento do doente antes de publicar online detalhes de casos não identificados.

3.2.4 Violação dos limites entre o doente e o PCC

Os profissionais de saúde que interagem com os seus pacientes nas redes sociais podem estar a violar os limites entre o paciente e o profissional de saúde, mesmo que sejam os pacientes a iniciar a comunicação online. Um estudo recente concluiu que os doentes fazem frequentemente pedidos de "amizade" online aos seus médicos no Facebook. No entanto, muito poucos médicos retribuem ou respondem, uma vez que se considera geralmente pouco aconselhável que um profissional de saúde interaja com um paciente através de um fórum geral de redes sociais como o Facebook. Para além disso, as declarações de política organizacional desencorajam frequentemente a comunicação pessoal online entre os profissionais de saúde e os doentes.

Os profissionais de saúde devem, por conseguinte, familiarizar-se com as definições de privacidade e os termos dos acordos das plataformas de redes sociais que subscrevem, de modo a poderem manter definições de privacidade rigorosas nas suas contas pessoais. Em vez de "fazer amizade" ou comunicar com um doente nas redes sociais, os profissionais de saúde podem sugerir que o doente crie um sítio Web especificamente concebido para publicações relativas a eventos médicos, para que o profissional de saúde possa acompanhar as actualizações de uma forma mais profissional. Por exemplo, o CaringBridge é um sítio Web sem fins lucrativos concebido para criar uma presença nas redes sociais para os doentes num local protegido e de fácil utilização. Os doentes podem utilizar o seu perfil CaringBridge para comunicar de forma interactiva com os seguidores interessados durante um evento de saúde.

Os médicos também podem violar os limites pessoais de um doente através da utilização inadequada de informações encontradas em linha ou nas redes sociais. Uma vez que as redes sociais podem fornecer uma grande quantidade de informações sobre um doente, podem ser utilizadas de forma positiva para ajudar nos cuidados clínicos. Esta prática, conhecida como "patient-targeted Googling", tem sido descrita em muitos contextos médicos. Relatos anedóticos destacaram alguns benefícios desta prática (por exemplo, a utilização de informações encontradas nas redes sociais para identificar um doente amnésico em situação de emergência ou para intervir quando um doente está a escrever num blogue sobre suicídio). No entanto, existe o potencial de esbatimento das fronteiras profissionais e pessoais, uma vez que esta prática também pode ser estimulada por curiosidade inadequada, voyeurismo e hábito.

Um profissional de saúde pode observar publicações ou fotografias em sítios de redes sociais que mostrem os pacientes a participar em comportamentos de risco ou de aversão à saúde. Investigar digitalmente os comportamentos pessoais dos pacientes, por exemplo, se deixaram de fumar ou se estão a manter uma dieta saudável, pode ameaçar a confiança necessária para uma relação médico-paciente forte. Por conseguinte, nestes casos, um profissional de saúde deve considerar a fonte desta informação e utilizar o seu discernimento clínico para determinar se e como deve revelar esta descoberta durante o tratamento do doente.

3.2.5 Questões de licenciamento

A utilização das redes sociais também pode afetar negativamente as credenciais e o licenciamento de um HCP. Estas sanções podem ser aplicadas por comportamento não profissional, como a utilização inadequada das redes sociais, má conduta sexual, violação da privacidade dos doentes, abuso de privilégios de prescrição e deturpação de credenciais.

As autoridades de licenciamento dos EUA comunicaram numerosas violações profissionais cometidas por profissionais de saúde nas redes sociais que resultaram em acções disciplinares. Por exemplo, um médico de medicina de emergência foi repreendido pelo Rhode Island State Board por "conduta não profissional" e foi multado depois de ter feito comentários no Facebook sobre um doente. O médico não mencionou o nome do doente na publicação; no entanto, foram incluídas informações suficientes que permitiram a outras pessoas da comunidade identificar o doente. A deturpação de credenciais é uma das violações online mais comuns comunicadas aos conselhos médicos estatais. Os médicos devem estar familiarizados com os requisitos das direcções médicas estatais relativamente às comunicações online para garantir que não cometem quaisquer violações que possam pôr em risco a sua licença.

As direcções de enfermagem também têm disciplinado enfermeiros por violações que envolvem a divulgação online de informações pessoais de saúde dos pacientes e têm imposto sanções que vão desde cartas de preocupação a suspensões de licenças. A publicação de conteúdos não profissionais nas redes sociais por parte de estudantes de HCP também é bastante comum. Um inquérito revelou que 60% dos reitores de escolas de medicina relataram incidentes em que os estudantes tinham publicado conteúdos inadequados em linha, incluindo informações sobre doentes, linguagem inadequada, representações de intoxicação e material sexualmente explícito.

3.2.6 Questões jurídicas

A utilização generalizada das redes sociais introduziu novas complexidades jurídicas Alguns direitos constitucionais podem ser aplicados à utilização das redes sociais, como a liberdade de expressão, a liberdade de busca e apreensão e o direito à privacidade; no entanto, estes direitos podem ser contestados com êxito

Em 2009, um Tribunal Distrital dos EUA confirmou a expulsão de uma estudante de enfermagem por ter violado o código de honra da escola ao fazer comentários obscenos sobre a raça, o sexo e a religião dos pacientes sob os seus cuidados. O tribunal concluiu que o código de honra da escola e o acordo de confidencialidade assinado por cada estudante de enfermagem regiam os padrões de comportamento aceitável, rejeitando a alegação da estudante de que o seu direito à liberdade de expressão tinha sido violado. Foi tomada uma decisão semelhante num caso em que uma estudante publicou fotografias suas como pirata bêbeda no MySpace.

Os casos legais nunca devem ser discutidos nas redes sociais, porque a maioria das jurisprudências atuais determina que essas informações são "descobertas", embora isso possa depender da finalidade para a qual as informações são procuradas Mesmo que sejam publicadas anonimamente, vários métodos de investigação podem ser potencialmente usados para vincular diretamente as informações legais a uma pessoa ou incidente específico A política do Facebook para o uso de dados informa aos usuários que "podemos acessar, preservar e compartilhar suas informações em resposta a uma solicitação legal", dentro e fora da jurisdição dos EUA. A política também afirma que as informações podem ser partilhadas por vários motivos, incluindo para ajudar nas investigações, para evitar fraudes ou actividades ilegais e para proteger o Facebook, o utilizador ou qualquer outra pessoa. As informações publicadas nas mídias sociais também podem ser usadas para retratar - correta ou incorretamente - uma imagem do caráter de um indivíduo em processos judiciais

Os profissionais de saúde podem também expor-se a acções judiciais se responderem a uma pergunta enviada através das redes sociais fornecendo aconselhamento médico.

Foi sugerido que uma abordagem juridicamente correta em resposta a pedidos de aconselhamento seria enviar um formulário de resposta normalizado que:

1) Informa o inquiridor de que o HCP não responde a perguntas em linha;

2) Fornece informações de contacto offline para que possa ser marcada uma reunião, se desejado; e

3) Identifica uma fonte para serviços de emergência se o inquiridor não puder esperar por uma consulta

Em circunstâncias em que já existe uma relação paciente-HCP, o consentimento informado deve ser obtido antes das discussões online entre o HCP e o paciente sobre cuidados médicos. Deve ser incluída uma explicação cuidadosa sobre os riscos da comunicação em linha, os tempos de resposta esperados e o tratamento de emergências O consentimento informado e quaisquer interações em linha devem ser documentados na ficha do paciente[16] .

Capítulo 4: Saúde digital e iniciativas diferentes em todo o mundo

4.1 NHS Digital (Reino Unido)

O Serviço Nacional de Saúde (NHS) do Reino Unido tem vindo a desenvolver ativamente iniciativas no domínio da saúde digital. Estas incluem a implementação de registos de saúde electrónicos, sistemas digitais de marcação de consultas e o desenvolvimento de aplicações móveis para informações e serviços de saúde. NHS Digital é a designação comercial do Health and Social Care Information Centre, que é o fornecedor nacional de informações, dados e sistemas de TI para comissários, analistas e clínicos no domínio da saúde e da assistência social em Inglaterra, em especial os que estão envolvidos no Serviço Nacional de Saúde de Inglaterra. A organização é um organismo público executivo não departamental do Ministério da Saúde e dos Cuidados Sociais[17] .

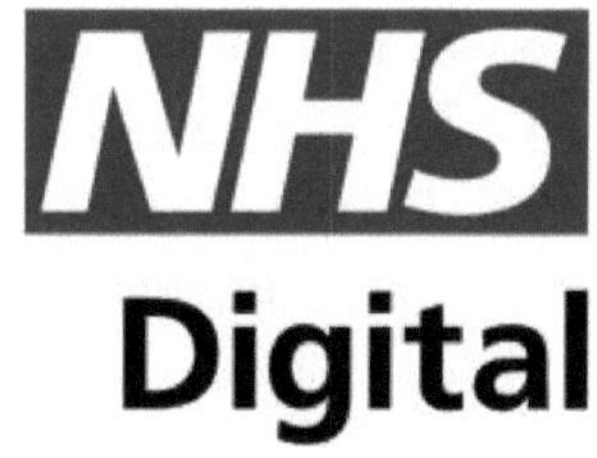

Fig.4.1 Logótipo do NHS Digital (Fonte: Homehttps://digital.nhs.uk/ - NHS Digital*)*

- *Papel*

O NHS Digital presta serviços digitais ao NHS e à assistência social, incluindo a gestão de grandes programas informáticos no domínio da saúde. A empresa fornece sistemas nacionais através de equipas internas e da contratação de fornecedores privados. Estes serviços incluem a gestão de dados de pacientes, incluindo o Spine, que permite a partilha segura de informações entre diferentes partes do NHS e constitui a base do Serviço de Prescrição Eletrónica, do Registo de Cuidados Sumários e do Serviço de Referência Eletrónica. O NHS Digital é também o colador nacional de informações sobre saúde e assistência social, e publica mais de 260 publicações estatísticas por ano, incluindo Estatísticas Oficiais e Estatísticas Nacionais. Também gere o "The NHS

Website" (www.nhs.uk, anteriormente NHS Choices), que é o sítio Web nacional para o NHS em Inglaterra. O NHS Digital assumiu as funções de vários organismos que o antecederam, incluindo o Centro de Informação do NHS, o NHS Connecting for Health e partes do NHS Diret. A organização produz mais de 260 publicações estatísticas oficiais e nacionais. Estas incluem dados comparativos nacionais para utilizações secundárias, desenvolvidos a partir das Estatísticas de Episódios Hospitalares de longa duração, que podem ajudar os decisores locais a melhorar a qualidade e a eficiência dos cuidados de saúde de primeira linha[18] .

- Áreas de atividade

Tratamento dos dados dos doentes

O NHS Digital gere o serviço Spine para o NHS, que é um sistema central e seguro para os dados dos doentes em Inglaterra. Isto permite uma série de serviços para os pacientes, incluindo: o Serviço de Prescrição Eletrónica, que envia prescrições digitalmente de cirurgias de GP e outros fornecedores do NHS para farmácias, sem necessidade de uma prescrição impressa. O Registo Sumário de Cuidados, que permite ao pessoal autorizado do NHS (como o pessoal dos hospitais ou das ambulâncias) ver um resumo de informações importantes sobre um doente, para ajudar a prestar os melhores cuidados. O serviço de referência eletrónica, que gere a marcação de primeiras consultas em hospitais e especialistas.

O sistema de proteção da criança - partilha de informações, que ajuda a garantir que quaisquer preocupações relacionadas com a proteção da criança sejam conhecidas pelo NHS quando são tratadas. Enquanto HSCIC, a organização geria o programa care.data, que foi cancelado em 2016. O NHS Digital recolhe as "Estatísticas de Episódios Hospitalares" (HES) nacionais, que são um registo de todos os "episódios" de internamento de doentes (contados através da conclusão dos cuidados com um consultor, o que significa que mais do que um episódio pode estar associado a uma única estadia no hospital) prestados pelo NHS em Inglaterra, incluindo os que são feitos sob contrato por prestadores privados. Isto implica o registo de cerca de 16 milhões de "episódios" de cuidados todos os anos. Esta informação é utilizada para uma série de análises estatísticas, bem como para determinar os pagamentos aos prestadores. Para além dos cuidados prestados aos doentes internados, o HES também fornece dados sobre consultas externas e cuidados de emergência. O Conjunto de

Dados de Cuidados de Emergência foi criado para substituir os dados HES A&E e fornecer melhores dados sobre os encontros de cuidados de emergência.

Em novembro de 2019, lançou o National Record Locator, que abrange diferentes economias da saúde e se destina a permitir que paramédicos, enfermeiros comunitários de saúde mental, equipas de saúde infantil e serviços de maternidade acedam aos registos de doentes de saúde mental em toda a Inglaterra. Em agosto de 2020, lançou um serviço-piloto de prescrição eletrónica em três fundos hospitalares, em que as receitas hospitalares eram enviadas eletronicamente para a farmácia comunitária do doente, uma vez que, durante a pandemia de COVID-19 em Inglaterra, a maioria das consultas externas foi realizada à distância.

- Equipa central de tecnologia

Em 2018, foi criada uma operação de resolução de problemas para ajudar os fundos do Serviço Nacional de Saúde (NHS) quando as principais implementações de TI correm mal. Oito fundos fiduciários necessitaram de assistência de emergência em 2018, depois de uma implantação ter provocado graves perturbações no serviço. Foi atribuído um financiamento de 2 milhões de libras por ano para o serviço e está prevista a sua expansão.

- Estatísticas e dados

O NHS Digital compila dados nacionais sobre o NHS e a assistência social, com mais de 260 publicações por ano. Além disso, fornece análises de dados e acesso a dados e indicadores clínicos.

- Serviços dirigidos ao público

O sítio Web do NHS www.nhs.uk, anteriormente NHS Choices, é o sítio Web público dos serviços do NHS em Inglaterra e é gerido por uma equipa do NHS Digital, mandatada pelo DOH com o contributo da Public Health England. Em novembro de 2022, tinha sido visitado mais de mil milhões de vezes nos 12 meses anteriores[19]. O Spine permite a partilha segura de informações através de serviços nacionais como o Serviço de Prescrição Eletrónica, o Serviço de Dados Demográficos Pessoais, o Registo Sumário de Cuidados e o Serviço de Referência Eletrónica. Atualmente, processa mais de 1,3 mil milhões de mensagens por mês e, nas horas de ponta, processa mais de 3.200 mensagens por segundo. O NHS Digital desenvolve e mantém o Spine.

Os desenvolvimentos recentes incluem a possibilidade de partilhar informações sobre a proteção das crianças através do Sistema de Informação sobre a Proteção das Crianças (CP-IS) e o desenvolvimento de formas de facilitar o acesso a dados demográficos através do Mini Serviço Spine. A maioria dos utilizadores acede ao Spine através de sistemas clínicos ou do portal Spine. Estão a ser desenvolvidas novas formas de ajudar os fornecedores de sistemas a conceber sistemas de TI para a saúde e os cuidados de saúde que possam integrar-se no Spine ou aceder a informações importantes sobre os doentes.

- Futuros da coluna vertebral

O programa Spine Futures foi criado para transformar a Spine. A visão é fornecer uma infraestrutura segura, adaptável e sustentável para o sistema de saúde e de cuidados em Inglaterra, permitindo a integração de dados entre ambientes de cuidados.

Será assim criada uma plataforma para os serviços digitais nacionais, que servirá de base às necessidades actuais e futuras do pessoal, dos doentes e do público[20] .

4.2 My Health Record (Austrália)

A Austrália lançou o sistema My Health Record, que é um registo de saúde digital centralizado para os indivíduos. Permite aos doentes e aos prestadores de cuidados de saúde aceder e partilhar informações de saúde de forma segura[21] .

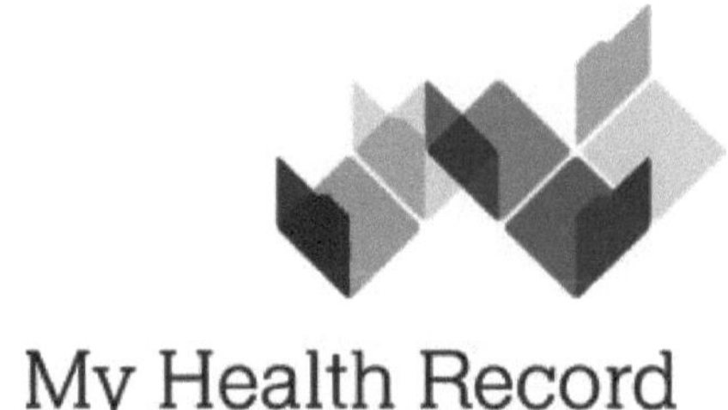

Figura 4.2 O meu registo de saúde (Austrália) (Fonte:
https://www.digitalhealth.gov.au/initiatives-and-programs/my-health-recordHealth Record
(digitalhealth.gov.au))

O My Health Record (MHR) é a plataforma nacional de registos de saúde digitais da Austrália e é gerido pela Australian Digital Health Agency. Foi originalmente criado como Registo de Saúde Eletrónico Controlado Pessoalmente (PCEHR), um resumo de saúde eletrónico partilhado criado pelo governo australiano com implementação supervisionada pela Autoridade Nacional de Transição de Saúde Eletrónica (NEHTA). O objetivo do MHR é fornecer um resumo eletrónico seguro do historial médico das pessoas, que incluirá eventualmente informações como os medicamentos actuais, as reacções adversas a medicamentos, as alergias e o historial de imunizações, num formato facilmente acessível. Este MHR é armazenado numa rede de sistemas interligados com a capacidade de melhorar a partilha de informações entre os prestadores de cuidados de saúde para melhorar os resultados dos doentes, independentemente do local da Austrália onde o doente se apresente para tratamento. O PCEHR era um sistema de adesão voluntária com um identificador individual de cuidados de saúde (IHI) único atribuído aos participantes e a opção de mascarar e limitar as informações disponíveis para visualização controlada pelo doente ou por um representante nomeado; o MHR utiliza um sistema de opção de exclusão.

- Antecedentes

Em 2013, foi referido que, em média, cada australiano tem 22 interações com o sistema de saúde por ano. Isto inclui visitas ao médico de clínica geral, a especialistas ou receitas médicas. Todas estas interações são mantidas em registos individuais, separados e em suporte de papel, o que dificulta a compreensão de todo o quadro de saúde de um indivíduo. Também se sabe que até 10% dos internamentos hospitalares se devem a acontecimentos adversos com medicamentos, 18% são devidos a erros médicos relacionados com a falta de informação adequada disponível sobre o doente e estima-se que 25% do tempo dos médicos é gasto a recolher informação sobre o doente em vez de o tratar efetivamente. Estes factos, combinados com o envelhecimento da população australiana, a vasta extensão geográfica e o aumento constante da população, levaram à implementação de um registo de saúde eletrónico, num esforço para trazer o registo médico para o século XXI.

- PCEHR

No âmbito do orçamento federal australiano de 2010/11, Nicola Roxon (Ministra da Saúde e do Envelhecimento) anunciou o PCEHR como um "elemento fundamental da Rede Nacional de Saúde e Hospitais". O sistema entrou em funcionamento em 1 de julho de 2012. O Governo australiano tinha uma política para desenvolver um registo de saúde eletrónico vitalício para todos os seus cidadãos. O PCEHR foi a principal iniciativa nacional de registo eletrónico de saúde na Austrália, tendo sido implementado através dos governos territorial, estatal e federal. Este registo eletrónico de saúde foi inicialmente implantado em julho de 2012 e foi ativamente desenvolvido e alargado pela Agência Australiana de Saúde Digital. O seu custo foi orçamentado em 466,7 milhões de dólares, mas foi ultrapassado para 766 milhões de dólares antes da data de lançamento efectiva, estando o valor final ainda por calcular.

Em contrapartida, um estudo recente publicado pela Deloitte previu que o PCEHR permitiria economizar cerca de 11,5 mil milhões de dólares no período de 2010 a 2025. Este valor consiste em cerca de 9,5 mil milhões de dólares em benefícios diretos líquidos para o Governo australiano e 2,0 mil milhões de dólares em benefícios diretos líquidos para o sector privado. Em 17 de fevereiro de 2013, 1233 organizações de cuidados de saúde tinham-se registado no PCEHR, com o CEO da NEHTA, Peter Fleming, a estimar que 98% do software específico para médicos de clínica geral era compatível com o PCEHR. Ao fim de 7 meses, 56 761 doentes tinham-se registado, sendo o objetivo para 12 meses de 500 000 doentes. De acordo com a secretária-adjunta do DoHA, Rosemary Huxtable, que divulgou esta informação a uma comissão de estimativas do Senado, o objetivo ainda era considerado exequível.

- O meu registo de saúde

O nome do PCEHR foi alterado para My Health Record em 2015, com um modelo de auto-exclusão. O governo australiano orçamentou cerca de 485 milhões de dólares para este sistema que, quando estiver a funcionar, poderá salvar cerca de 5 000 vidas por ano.

- saúde eletrónica

A organização australiana de normalização, Standards Australia, e o Ministério da Saúde federal criaram um sítio Web sobre saúde eletrónica, "e-health", que contém informações não só sobre a Austrália e o que se passa atualmente com os sistemas de gestão de recursos humanos electrónicos, mas também a nível mundial. Muitas das principais partes interessadas contribuem para o processo de integração dos sistemas de registo de dados electrónicos na Austrália. Entre eles, contam-se os Departamentos de Saúde de cada Estado, as Universidades de toda a Austrália e a Autoridade Nacional de Transição para a Saúde Eletrónica, para citar apenas alguns.

- Registo
- Os doentes puderam aderir ao PCEHR fornecendo dados pessoais como o nome completo, a data de nascimento, o número do Medicare/Department of Veteran Affairs e o sexo. Atualmente, existem vários meios para os consumidores se registarem:
- Em linha
- Por telefone
- Por escrito
- Pessoalmente (visitando um centro do Ministério dos Serviços Humanos que ofereça serviços Medicare)
- Código de verificação de identidade (IVC)

Se um consumidor se registou por telefone, por escrito ou pessoalmente, é emitido um código de verificação de identidade (IVC) para permitir o acesso ao registo de saúde em linha pela primeira vez. Após este primeiro registo, ou após 30 dias da sua emissão, o IVC torna-se obsoleto. O processo de registo é composto por quatro etapas:

- Ler as informações essenciais
- Criar uma nova conta ou iniciar sessão na sua conta australia.gov.au
- Verificar a sua identidade
- Configurar o seu registo de saúde eletrónico
- Serviço de Identificadores de Cuidados de Saúde (Serviço HI)

O Serviço de Identificadores de Cuidados de Saúde (Serviço HI) foi criado pelos governos federal, estatal e territorial para criar identificadores únicos para os prestadores de cuidados de saúde e para as pessoas que procuram cuidados de saúde. Foi concebido e implementado pela Medicare Australia sob o controlo da NEHTA. O serviço HI atribui três tipos de identificadores de cuidados de saúde: Identificador individual de cuidados de saúde (ou seja, quem recebeu o serviço) O Identificador Individual de Cuidados de Saúde (IHI) é um número de referência único de 16 dígitos que é utilizado para identificar indivíduos no âmbito do sistema de cuidados de saúde.

O prestador de cuidados de saúde pode obter o IHI de um doente registado através do Healthcare Identifier Service (Serviço de Identificador de Cuidados de Saúde), introduzindo o nome correto, a data de nascimento e o número Medicare, o que irá obter automaticamente o IHI único do doente a partir do sistema. Isto liga então o doente ao seu PCEHR, permitindo ao prestador de cuidados de saúde ver todo o material carregado. Identificador do Prestador de Cuidados de Saúde - Indivíduo (ou seja, quem prestou o serviço)

O Health Provider Identifier-Individual (HPI-I) é atribuído aos prestadores de cuidados de saúde envolvidos na prestação de cuidados aos doentes. Os prestadores de cuidados de saúde pertencentes à Australian Health Practitioner Regulation Agency (AHPRA) foram automaticamente registados com o seu HPI-I. Este número único permite que os prestadores de cuidados de saúde acedam ao PCEHR dos doentes e funciona também como uma ferramenta de rastreio de quem acedeu a quê, que edições foram feitas, etc. Identificador de Prestador de Cuidados de Saúde - Organização (ou seja, onde o serviço foi prestado)

O Health Provider Identifier-Organisation (HPI-O) é um código único para organizações que prestam serviços de saúde. Um HPI-O pode estar ligado a vários HPI-I, mas uma organização não pode ter mais do que um HPI-O.

- Programa de incentivos à prática de saúde em linha (ePIP)

O ePIP (eHealth Practice Incentives Program) tem por objetivo incentivar os médicos de clínica geral a adoptarem e a aderirem às mais recentes tecnologias e desenvolvimentos no âmbito da indústria da saúde em linha, à medida que vão surgindo. Os médicos de clínica geral só são elegíveis para o ePIP se já estiverem registados no Programa de Incentivos à Prática (PIP) administrado pelo Departamento de Serviços Humanos do Governo australiano (Human Services) em nome do Departamento de Saúde e Envelhecimento (DoHA). Existem cinco requisitos adicionais para este incentivo:

> - Integração de identificadores de cuidados de saúde nos registos clínicos electrónicos
> - Capacidade de envio seguro de mensagens
> - Registos de dados e codificação
> - Transferência eletrónica de receitas médicas
> - Sistema de registo eletrónico de saúde controlado pessoalmente (eHealth)

As vantagens da participação neste incentivo consistem no facto de os consultórios poderem receber um máximo de 12 500 dólares por trimestre, com base em 6,50 dólares por Equivalente a Doente Completo Normalizado (SWPE) por ano.

- Operador do sistema

O operador do sistema é a entidade responsável pela criação e funcionamento do PCEHR. Este cargo era ocupado pelo Secretário do Ministério da Saúde e do Envelhecimento. No exercício das suas funções, o operador do sistema deve ter em conta os conselhos e as recomendações (se for caso disso) do Comité Consultivo Jurisdicional do PCEHR e do Conselho Consultivo Independente do PCEHR.

- Software

O PCEHC baseou-se no perfil XDS (Cross Enterprise Document Sharing) publicado pela Integrating the Healthcare Enterprise (IHE). No entanto, o sistema habitual de gestão de doentes da IHE (PIX/PDQ) foi substituído pelo Serviço Nacional de Identidade Sanitária (HI). Além disso, os perfis IHE habituais de autenticação e segurança foram substituídos ou significativamente modificados para funcionarem com a infraestrutura existente. O formato HL7 CDA é utilizado para transferir informações entre diferentes sistemas clínicos de cuidados de saúde, permitindo simultaneamente o acesso e a visualização das informações.

- Infraestrutura de chave pública do serviço nacional de autenticação para a saúde (NASH PKI)

A Infraestrutura de Chave Pública (PKI) do Serviço Nacional de Autenticação para a Saúde é um certificado que autentica os profissionais de saúde que acedem ao sistema de registos de saúde em linha. Estes certificados podem ser carregados em cartões inteligentes que são depois utilizados em combinação com o HPI-I dos profissionais de saúde para iniciar sessão nos doentes que têm um PCEHR utilizando o IHI dos doentes. Este sistema também facilita as comunicações electrónicas seguras com outras organizações prestadoras de cuidados de saúde.

- Legalidade

Em 16 de agosto de 2012, a Sra. Tanya Plibersek, então Ministra da Saúde, anunciou a Lei dos Registos de Saúde Electrónicos Controlados Pessoalmente de 2012

(PCEHR). A legislação foi alterada no final de 2015, passando a ser conhecida como Lei dos Meus Registos de Saúde de 2012. Os doentes podem ler na íntegra tudo o que é acrescentado ao seu registo de saúde eletrónico. Podem optar por incluir informações adicionais no seu próprio sistema de informação clínica local que não estejam incluídas no registo de saúde eletrónico. Em qualquer caso, os pacientes têm o direito, ao abrigo da Lei da Privacidade de 1988, de aceder às informações pessoais que os profissionais de saúde detêm sobre eles.

A partir de novembro de 2015, a Lei My Health Records de 2012 foi alterada para refletir que os representantes de pessoas que necessitam de apoio à tomada de decisões relacionadas com a Lei devem ajudar a pessoa a tomar decisões, ou tomar decisões em seu nome, reflectindo a "vontade e preferências" do indivíduo. Isto reflecte o princípio de que as pessoas com deficiência ou capacidade variada têm o mesmo direito a que as suas decisões sejam respeitadas.

Lei dos Identificadores de Cuidados de Saúde de 2010 Esta lei define a forma como são atribuídos números de identificação únicos a cada prestador de cuidados de saúde e a cada indivíduo enquanto beneficiário de cuidados de saúde, de modo a garantir que as informações de saúde correspondem corretamente ao indivíduo que recebeu os cuidados de saúde ou à entidade que os presta. O Regulamento sobre Identificadores de Cuidados de Saúde de 2010 regula a recolha, utilização e divulgação de identificadores e informações de registos de cuidados de saúde.

- Comité Consultivo Jurisdicional do PCEHR (JAC do PCEHR)

A Lei PCEHR criou o Comité Consultivo Jurisdicional PCEHR (CCP PCEHR) para aconselhar o operador do sistema sobre questões relacionadas com os interesses da Commonwealth, dos Estados e dos Territórios no sistema PCEHR. O CCC do PCEHR reúne-se pelo menos quatro vezes por ano, ou com maior frequência, conforme acordado entre o operador do sistema e o presidente. O CCC do PCEHR é composto por nove membros, um membro para representar a Commonwealth e um membro para representar cada Estado e Território.

- Conselho Consultivo Independente do PCEHR (PCEHR IAC)

O Conselho Consultivo Independente do PCEHR (PCEHR IAC) foi criado ao abrigo da Lei PCEHR para prestar aconselhamento sobre o funcionamento e a participação no sistema PCEHR, bem como sobre questões clínicas, de privacidade e de segurança relacionadas com as operações do sistema PCEHR. O IAC do PCEHR reúne-se pelo menos quatro vezes por ano.

- Crítica

Foram levantadas questões de segurança e privacidade relativamente à plataforma. Inicialmente, a participação no sistema consistia em que cada pessoa desse o seu consentimento, mas devido às baixas taxas de participação, a plataforma passou a ser de auto-exclusão. Cada australiano tinha até 31 de janeiro de 2019 para optar pela exclusão. No entanto, depois de 31 de janeiro de 2019, qualquer utilizador pode apagar o seu registo de saúde, bem como restringir o acesso aos prestadores de serviços. Em caso de emergência com risco de vida, certos prestadores (como os serviços de urgência dos hospitais) podem aceder ao My Health Record de um doente sem que lhe seja dado acesso explícito. Estão envolvidos 13 000 prestadores de cuidados de saúde, desde especialistas e médicos de clínica geral a farmácias e hospitais.

- Iniciativas semelhantes

O MediConnect foi um dos primeiros programas a fornecer um registo eletrónico de medicação para acompanhar as receitas dos doentes e fornecer às partes interessadas alertas de medicamentos para evitar erros na prescrição.

- Questões de patentes

A MyMedicalRecords.com, uma subsidiária da MMRGlobal, iniciou investigações sobre a utilização do PCEHR da sua propriedade intelectual[22] .

4.3 Saúde em linha na Estónia

A Estónia é conhecida pelos seus serviços avançados de administração pública em linha, incluindo a saúde em linha. O país implementou um sistema completo de registos de saúde electrónicos, que permite aos doentes aceder aos seus dados de saúde e interagir com os prestadores de cuidados de saúde em linha.

O Registo de Saúde Eletrónico (e-Health Record) é um sistema nacional que integra dados dos diferentes prestadores de cuidados de saúde da Estónia para criar um registo comum a que todos os doentes podem aceder em linha. Funcionando como uma base de dados nacional centralizada, o registo de saúde eletrónico recupera os dados necessários de vários prestadores, que podem estar a utilizar sistemas diferentes, e apresenta-os num formato normalizado através do portal do doente eletrónico. O resultado é uma ferramenta poderosa para os médicos, que lhes permite aceder facilmente aos registos de um doente a partir de um único ficheiro eletrónico. Os médicos podem ler os resultados dos exames à medida que são introduzidos, incluindo ficheiros de imagem como radiografias, mesmo a partir de hospitais remotos.

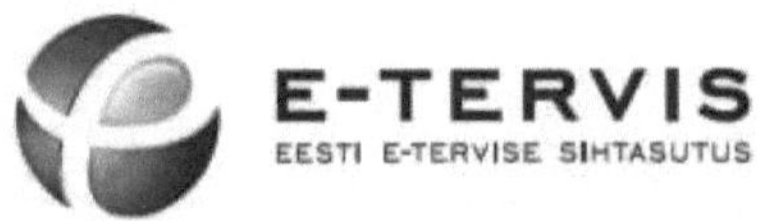

Figura 4.3 Saúde em linha na Estónia (Fonte: Saúde em linha: saúde e cuidados digitais - Comissão Europeia (europa.eu))

A tecnologia KSI Blockchain é utilizada para garantir a integridade dos registos médicos electrónicos recuperados, bem como dos registos de acesso ao sistema[23] . Os cuidados de saúde na Estónia são supervisionados pelo Ministério dos Assuntos Sociais. São pagos através de impostos gerais. O sistema de saúde da Estónia baseia-se num seguro obrigatório. Todos os prestadores de serviços de saúde são empresas de direito privado. O Fundo de Seguro de Doença da Estónia paga todos os cuidados de saúde públicos. É responsável por 13% da taxa social dos trabalhadores por conta de outrem.

A maioria dos médicos de clínica geral trabalha para si próprios, para empresas privadas ou para as autarquias locais. A maior parte dos hospitais são criados pelo governo, pelas autarquias ou por outras organizações públicas, ou são empresas de responsabilidade limitada pertencentes à administração local. Se um hospital tiver celebrado um contrato com o Fundo, o Fundo de Seguro de Doença da Estónia pagará os tratamentos necessários recebidos num hospital privado. O segurado deve ser um residente permanente ou um residente legal que paga a taxa social. Todos os segurados recebem os cuidados de saúde de que necessitam. Não importa o montante que pagaram. Cerca de 95% da população está coberta. Todos os prestadores de cuidados de saúde na Estónia são obrigados a fornecer informações sobre a saúde dos seus pacientes ao sistema de informação digital de saúde. O sistema de registos electrónicos da Estónia é considerado muito bom. Teve início em 1998 - antes da maioria dos outros países. A partir de 2008, passou a abranger todo o país. É utilizado tanto pelos hospitais como pelos médicos de clínica geral. Os doentes podem consultar todos os seus registos e controlar quem os consulta. As receitas médicas são quase todas electrónicas.

No domínio dos cuidados de saúde, os paramédicos estónios têm acesso a uma aplicação de ambulância eletrónica que, através do X-Road, permite ao pessoal médico o acesso imediato aos registos médicos dos pacientes. O sistema é também utilizado para a telemedicina. Desde 2010, foi criada a receita eletrónica. Atualmente, 99% das receitas médicas são tratadas em linha e as recargas de rotina podem ser emitidas sem marcação prévia. Desde 2020, foram introduzidos os cuidados infantis proactivos, o que significa que os pais de um recém-nascido já não precisam de se candidatar a prestações[24] .

4.4 Sundhed.dk (Dinamarca):

O portal nacional de saúde da Dinamarca, Sundhed.dk, dá aos cidadãos acesso aos seus dados de saúde, informações sobre receitas médicas e serviços de marcação de consultas. O seu objetivo é promover a participação dos doentes e melhorar a prestação de cuidados de saúde. O Sundhed.dk é o portal oficial dos serviços públicos de saúde dinamarqueses e permite que os cidadãos e os profissionais de saúde encontrem informações e comuniquem. O portal facilita os serviços digitais centrados no doente que fornecem acesso e informações sobre os serviços de saúde dinamarqueses.

Sundhed.dk é o portal dinamarquês unificado de saúde em linha que permite o acesso e a informação sobre todos os serviços de saúde dinamarqueses. Desde o seu lançamento em 2003, o sundhed.dk oferece várias funcionalidades, como informações de saúde de qualidade garantida, acesso a registos médicos e medicamentos e uma visão geral do sistema de saúde dinamarquês. Sundhed.dk cria ligações entre fontes de dados existentes, abre conjuntos de dados a novos grupos de utilizadores e facilita a comunicação entre os prestadores de cuidados de saúde e os cidadãos. O portal também assegura um maior desenvolvimento, não só fornecendo uma infraestrutura segura, otimização da pesquisa e interfaces de utilizador, mas também apoiando o desenvolvimento de novos serviços.

O portal de saúde em linha tem dois objectivos. O primeiro é apoiar os objectivos nacionais do Serviço de Saúde dinamarquês e o segundo é comunicar as actividades actuais do Serviço de Saúde dinamarquês.

A iniciativa de criar o Portal Dinamarquês de Saúde Eletrónica foi tomada pela Associação de Municípios da Dinamarca, pelo Ministério do Interior e da Saúde e por outras entidades em 2001. Um investimento relativamente modesto em infra-estruturas e num sistema partilhado resultou no desenvolvimento de serviços que são utilizados em todos os municípios e regiões da Dinamarca - ajudando, assim, as partes regionais e locais do serviço de saúde a evitar investimentos maciços em soluções que só poderiam ser utilizadas a nível regional e local, em vez de serem compatíveis

O portal dinamarquês de saúde em linha foi desenvolvido na sequência de um concurso de projectos (concurso público da UE). A fase de desenvolvimento, que durou nove meses, foi lançada em dezembro de 2003. Muitos editores mantêm sítios Web locais no portal e são lançados regularmente novos serviços. Em 2009, o portal de saúde em linha foi atualizado e relançado numa nova plataforma técnica.

Embora o portal tenha um grupo constante de médicos de clínica geral como utilizadores muito frequentes, notou-se uma mudança geral na utilização do portal pelos cidadãos em 2010: A percentagem de visualizações totais de páginas apresentadas a um cidadão com sessão iniciada aumentou para cerca de 45% - por vezes até mais. Até esta evolução, a procura de serviços personalizados por parte do público era ligeiramente dececionante para alguns.

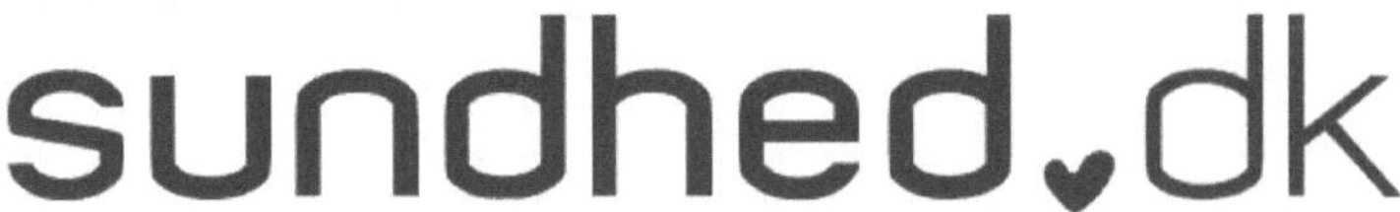

Figura 4.4 Sundhed.dk (Dinamarca)

(Fonte: http://httpsundhed.dk//health.ec.europa.eu/ehealth-digital-health-and-care_et)

O objetivo do portal dinamarquês de saúde em linha

O objetivo do portal é:

- Reunir informações relevantes de todos os sectores do serviço de saúde

- Oferecer uma plataforma de comunicação partilhada

- Capacitar os doentes, oferecendo o máximo de informação e transparência no sector dos cuidados de saúde

- Oferecer aos prestadores de cuidados de saúde um acesso fácil a informações clínicas sobre o historial médico dos seus pacientes.

A Dinamarca foi pioneira em muitas iniciativas informáticas no domínio dos serviços de saúde. A maioria destas iniciativas baseia-se numa infraestrutura comum, que ajudou a colocar a Dinamarca numa posição de liderança e a criar um sector da saúde centrado no doente.

Sundhed.dk é um portal público, baseado na Internet, que recolhe e distribui informações sobre cuidados de saúde entre cidadãos e profissionais de saúde. É único na medida em que reúne todo o sector dinamarquês dos cuidados de saúde na Internet e proporciona um ambiente acessível para os cidadãos e os profissionais de saúde se encontrarem e trocarem informações de forma eficiente.

O desafio - acesso à informação clínica
No início de 2021, discutimos as necessidades dos serviços dentários com as partes interessadas do NHS England e Improvement, colégios reais, organismos profissionais e comissários. Identificámos que muitos serviços dentários não têm acesso a informações clínicas adequadas e precisas no local de atendimento.
A nossa recomendação - Registo de acesso ao GP Connect: HTML

Realizámos uma avaliação das opções com base numa pesquisa detalhada dos utilizadores, na conceção de serviços técnicos e no mapeamento do fluxo de trabalho para determinar a melhor solução. A partir daí, o GP Connect Access Record: HTML foi identificado como o produto mais adequado para fornecer acesso ao registo do paciente para a medicina dentária neste momento.

Registo de acesso ao GP Connect: A HMTL fornecerá uma visualização restrita, só de leitura, do registo clínico completo do GP integrado no próprio sistema do estabelecimento (assegurado pelo NHS Digital), que será utilizado apenas para efeitos de cuidados diretos ao paciente e que será acessível apenas a um grupo controlado de pessoal clínico registado, não partilhando informações identificadas no sistema como confidenciais ou sensíveis pelo GP.

Benefícios dos serviços dentários

Acesso a informações clínicas através do registo de acesso GP Connect: HTML irá:

- Reduzir os tempos de tratamento dos doentes com maiores necessidades
- Melhorar a qualidade das referências
- Reduzir o risco para o doente
- Aumentar o número de tratamentos propostos durante a consulta inicial, poupando aos doentes o incómodo de comparecer a uma consulta de seguimento
- Melhorar os resultados de saúde dos doentes
- Reduzir a necessidade de telefonemas para outros locais de prestação de cuidados para confirmar, por exemplo, a medicação ou as alergias do doente
- Poupar tempo ao pessoal clínico e administrativo

Os primeiros a adotar trabalham

O compromisso com os fornecedores de sistemas teve início em julho de 2021 e as discussões de implementação com os primeiros utilizadores estão em curso ao longo do exercício financeiro de 2022/23.

A futura arquitetura empresarial para a medicina dentária

A Future Enterprise Architecture for dentistry é um projeto concetual de serviços que serve de base aos planos de desenvolvimento dos sistemas informáticos dos cuidados dentários primários. Foi desenvolvida através de uma extensa investigação estratégica das partes interessadas, dos utilizadores dos serviços e dos fornecedores durante 2021 e 2022. Ajuda os fornecedores de tecnologia a definir os seus roteiros de produtos para dar resposta às prioridades dos utilizadores. Também os ajuda a maximizar os benefícios das tecnologias e normas actuais e em desenvolvimento no mercado[34].

4.5 HealthHub (Singapura):

O HealthHub de Singapura é um portal de saúde em linha que fornece aos cidadãos acesso a informações de saúde, serviços electrónicos e registos de saúde personalizados. Inclui funcionalidades como o acompanhamento da saúde e a marcação de consultas.

O HealthHub é o "companheiro digital de cuidados de saúde" dos singapurenses, proporcionando um acesso único aos seus registos médicos pessoais, ligações a serviços e instituições de cuidados de saúde e informações e ferramentas relacionadas, para que possam assumir o controlo da sua saúde. O IHiS foi fundado em 2008 pelo Ministério da Saúde de Singapura. Durante a pandemia de COVID-19 em Singapura, a IHiS desenvolveu vários projectos de tecnologia da saúde, incluindo o Sistema de Comando, Controlo e Comunicações (C3), que foi desenvolvido em conjunto com o Hospital Tan Tock Seng, um projeto de tecnologia da saúde que proporciona visibilidade em tempo real do fluxo de doentes, da distribuição do pessoal e do inventário num hospital público, dando uma visão geral da situação aos decisores. Os principais painéis de controlo e monitores permitem-lhes coordenar e prestar melhores cuidados aos doentes a nível sistémico.

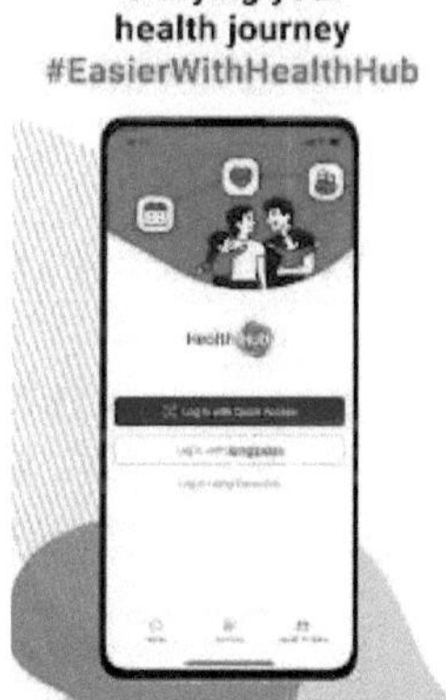

Figura 4.5 Interface do Health Hub (Fonte: https://www.healthhub.sg/)

Um dos projectos foi o sistema GPConnect, que foi transferido para a IHiS na sequência da fusão da Divisão de Sistemas de Informação (ISD) da MOH Holdings e da IHiS em novembro de 2016. O sistema GPConnect é um sistema informático integrado que inclui um sistema de gestão de clínicas (CMS) e um sistema de registos médicos electrónicos (EMR) originalmente desenvolvido pela ISD para apoiar as operações diárias das clínicas de clínica geral.

Em janeiro de 2021, o GPConnect foi adotado e implementado em duas semanas como o sistema nacional de EMR para as operações de vacinação contra a COVID-19 (VacOps) de Singapura. Além disso, o programa VacOps foi criado para apoiar as operações de vacinação VacOps de Singapura, com o objetivo de implementar várias soluções de tecnologia da saúde em vários centros de vacinação, clínicas de preparação para a saúde pública e policlínicas. O IHiS também permitiu que equipas de vacinação móveis visitassem instalações de cuidados comunitários, como lares de idosos e instalações residenciais.

Produtos

- Registo de Saúde Eletrónico Nacional

O Registo Nacional de Saúde Eletrónico (NEHR) é um sistema seguro que recolhe e organiza os registos de saúde dos doentes num único sistema e é gerido pelo IHiS. Isto dá aos profissionais de saúde autorizados uma imagem holística do historial dos cuidados de saúde de um paciente. O NEHR tornou-se a espinha dorsal digital do sistema de saúde de Singapura e um nó crítico para a continuidade dos cuidados.

- Sistema de automatização de farmácias de ambulatório

O Outpatient Pharmacy Automation System (OPAS) é o primeiro sistema na região a integrar sete tecnologias multidisciplinares diferentes e robótica para automatizar os processos farmacêuticos de triagem, embalagem e distribuição de uma variedade de medicamentos, incluindo blisters, caixas e comprimidos soltos num sistema completo. O sistema OPAS ganhou o Prémio Global de Excelência em TIC da Aliança Mundial de Tecnologias e Serviços de Informação (WITSA), 2021 - segundo classificado do Prémio de Soluções Inovadoras de Saúde em Linha (Setor Público).

- HealthHub

Em 2015, o IHiS criou o HealthHub, um portal Web e uma aplicação móvel para informações e serviços de saúde nacionais. Permite que os singapurenses consultem informações de saúde e bem-estar baseadas em dados concretos, acedam a registos de saúde e efectuem transacções em grupos de cuidados de saúde públicos, como consultas, pagamentos de facturas e reabastecimento de medicamentos[26] .

- Incidentes

Artigo principal: Violação de dados da SingHealth em 2018

Os dados pessoais de 1,5 milhões de doentes do SingHealth e os registos de medicamentos dispensados a doentes ambulatórios, que afectam um total de 160 000 desses doentes, foram roubados num ataque informático que ocorreu entre 27 de junho e 4 de julho de 2018. As informações relativas aos nomes, números do Bilhete de Identidade de Registo Nacional, moradas, datas de nascimento, raça e sexo dos doentes que visitaram os ambulatórios especializados e as policlínicas entre 1 de maio de 2015 e 4 de julho de 2018 foram maliciosamente acedidas e copiadas. As informações relativas ao diagnóstico dos doentes, aos resultados dos exames e às notas dos médicos não foram afectadas. As informações sobre o primeiro-ministro Lee Hsien Loong foram especificamente visadas. Em resposta, o IHiS reforçou os sistemas de saúde pública contra as violações de dados. Foram postas em prática 19 medidas, incluindo a autenticação de dois factores para todos os administradores, a caça proactiva às ameaças e a recolha de informações, permitindo apenas a utilização de computadores com as últimas actualizações de segurança nas redes hospitalares, e uma nova monitorização da atividade das bases de dados.

Foi convocada uma comissão de inquérito para a violação da SingHealth, que posteriormente publicou um relatório. Após a publicação do relatório, o IHiS despediu dois funcionários e despromoveu um por negligência e incompreensão do ataque, respetivamente, e impôs sanções pecuniárias a dois supervisores de gestão intermédia e a cinco membros da direção, incluindo o CEO Bruce Liang. Três funcionários foram elogiados pela IHiS por terem lidado com o incidente de forma diligente, mesmo quando não fazia parte das suas funções. Desde então, a IHiS acelerou a adoção de um conjunto de 18 medidas para reforçar a cibersegurança. A Comissão de Proteção de Dados Pessoais multou o IHiS em 750 000 dólares e a SingHealth em 250 000 dólares por não terem feito o suficiente para salvaguardar os dados pessoais ao abrigo da Lei de Proteção de Dados Pessoais, tornando-se assim a maior multa imposta por violações de dados.

Posteriormente, em 6 de março de 2019, a empresa de cibersegurança Symantec identificou um grupo patrocinado pelo Estado, conhecido como Whitefly, por detrás do ciberataque. Embora o país não seja identificado, verificou-se que esse grupo está por detrás de vários ciberataques relacionados contra entidades sediadas em Singapura desde 2017[27].

4.6 Iniciativas de telemedicina (Coreia do Sul):

A Coreia do Sul tem vindo a promover ativamente a telemedicina para melhorar a acessibilidade aos cuidados de saúde, especialmente nas zonas rurais. O governo implementou políticas para apoiar a expansão dos serviços de tele-saúde. O Ministério da Saúde e do Bem-Estar da Coreia do Sul iniciará oficialmente o projeto-piloto de telemedicina a nível nacional após um período-piloto de três meses.

Atualmente, o serviço está a ser oferecido aos seguintes doentes: pessoas com doenças crónicas que fizeram a sua primeira consulta presencial; doentes pediátricos que procuram acompanhamento (apenas durante as férias e à noite); pessoas que vivem em ilhas e outras zonas remotas; pessoas com deficiência; idosos com mais de 65 anos; e pessoas que sofrem de doenças infecciosas. A telemedicina voltou a não ser permitida na Coreia do Sul, depois de o país ter autorizado temporariamente a sua realização durante a pandemia, como parte da sua resposta de emergência. Em junho, o governo baixou o seu alerta de saúde pública, o que significou o fim da realização temporária da telemedicina ao fim de três anos.

Embora os legisladores ainda estejam a trabalhar para institucionalizar a telemedicina, o Ministério da Saúde lançou o programa-piloto para continuar a oferecer aos cidadãos uma opção alternativa de acesso aos cuidados de saúde. Foi anteriormente referido que cerca de 14 milhões de coreanos receberam cuidados de telemedicina entre fevereiro de 2020 e janeiro de 2023.

Nos últimos três meses, foi efectuado um lançamento pré-piloto. Recentemente, o Ministério da Saúde reuniu o grupo consultivo do projeto para o avaliar e discutir a gestão e as contingências do projeto. Durante a reunião, foi referido que alguns hospitais violaram a regra que proíbe a prescrição de medicamentos de abuso comum através da telemedicina. Em resposta, o Ministério pretende aplicar sanções a futuras infracções, tais como a redução dos pedidos de reembolso e a emissão de reembolsos.

Entretanto, foi também referido que os actuais critérios de aceitação de doentes eram restritivos: o acesso à telemedicina é permitido a doentes com doenças crónicas que tenham feito a sua primeira consulta presencial no prazo de um ano e a doentes com doenças não crónicas que tenham feito a sua primeira consulta presencial no prazo de 30 dias. Na sequência deste feedback, o Ministério da Saúde irá rever e atualizar as suas orientações. Tenciona alargar o acesso à telemedicina aos doentes que vivem em zonas onde há menos ou nenhum hospital. Além disso, foi partilhado na reunião que é necessário introduzir uma medida para evitar a prescrição indiscriminada através da telemedicina; especificar melhor quais os medicamentos que não podem ser prescritos através da telemedicina; e divulgar materiais publicitários sobre a utilização da telemedicina[28].

4.7 Health Infoway (Canadá):

A Canada Health Infoway é uma parceria entre o governo canadiano e as províncias/territórios para acelerar o desenvolvimento e a adoção de soluções de saúde digitais. Inclui iniciativas como registos de saúde electrónicos e serviços de tele-saúde.

A Canada Health Infoway (Infoway) acredita que um sistema mais interligado e colaborativo é um sistema mais saudável e trabalha com governos, organizações de cuidados de saúde, médicos e pacientes para tornar os cuidados de saúde mais digitais. Estão a trabalhar para garantir que todos possam aceder às suas informações pessoais de saúde, marcar consultas, obter receitas médicas, ver resultados de análises laboratoriais e aceder a outros serviços de saúde, em linha. Estão a trabalhar com os nossos parceiros para transformar o sistema de saúde, porque sabemos que o digital na saúde pode ser tão transformador como o tem sido noutros aspectos das nossas vidas. Trata-se de uma organização independente, sem fins lucrativos, financiada pelo governo federal[29].

A Canada Health Infoway é uma organização independente, financiada pelo governo federal e sem fins lucrativos, encarregada de acelerar a adoção de soluções de saúde digitais, como os registos de saúde electrónicos, em todo o Canadá. A Infoway está centrada em dois objectivos estratégicos: Proporcionar um acesso mais seguro aos medicamentos, começando com PrescribeIT, um serviço de prescrição eletrónica multijurisdicional. Proporcionar aos canadianos e aos seus prestadores de cuidados de saúde o acesso a informações pessoais de saúde e a serviços de saúde digitais.

A utilização de soluções de saúde digitais destina-se a melhorar o acesso dos canadianos aos cuidados de saúde, a melhorar a eficiência dos prestadores de cuidados de saúde individuais e a tornar mais eficiente o sistema de saúde no seu conjunto. De acordo com um inquérito à força de trabalho da Associação Médica Canadiana, 85% dos prestadores de cuidados primários têm registos médicos electrónicos. A partir de 2018, o Governo do Canadá afectou 2,45 mil milhões de dólares ao Canada Health Infoway.

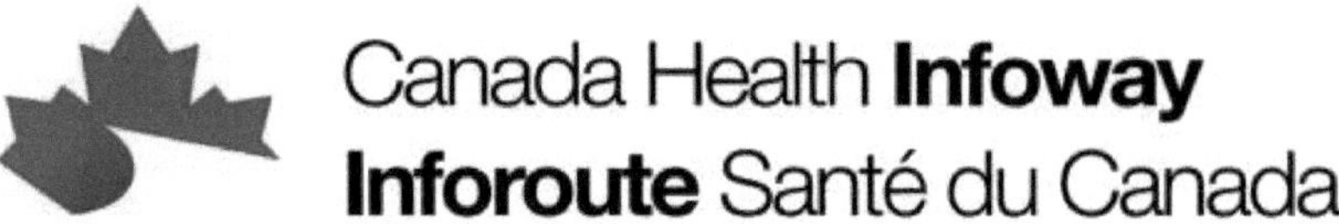

Figura 4.6 Canda Health Infoway (Fonte: https://www.infoway-inforoute.ca/en/)

- Objectivos

O objetivo do Canada Health Infoway é melhorar a experiência do paciente, a fim de melhorar a saúde das populações e desbloquear o valor do sistema de saúde. O Infoway ajudou a financiar vários tipos de soluções de saúde digital, tais como sistemas de informação laboratorial, sistemas de diagnóstico por imagem, sistemas de informação sobre medicamentos, registos e registos de saúde electrónicos interoperáveis.

Foi comunicado que os registos médicos electrónicos pouparam 1,3 mil milhões de dólares em seis anos, melhoraram a gestão das doenças crónicas e melhoraram as comunicações entre os prestadores de cuidados. Os registos de saúde electrónicos, ou informações de saúde interligadas através de sistemas de saúde digitais, como imagens de diagnóstico, perfis de medicação, resultados de análises laboratoriais e outros relatórios clínicos, geram anualmente um valor de mil milhões de dólares para o sistema de saúde canadiano.

- Relatório independente de 2018

Uma avaliação independente do desempenho, realizada em março de 2018 pela Bell Browne Molnar & Delicate Consulting Inc. (BBMD), sobre o desempenho do Infoway ao abrigo do seu acordo de financiamento de 2010 com o governo federal canadiano, concluiu que "o Infoway contribuiu grandemente para uma prestação mais atempada de cuidados de saúde, maior produtividade e interoperabilidade, melhor acesso e partilha de informações. O acordo de financiamento de 2010 conduziu a um estímulo económico e à criação de muitos empregos baseados no conhecimento".

- Relatório do Auditor Geral

Um relatório de 2009 do Auditor Geral do Canadá concluiu que a Canada Health Infoway tinha "a devida consideração" pelo dinheiro dos contribuintes na sua gestão financeira. A Canada Health Infoway aceitou todas as recomendações constantes do relatório.

O relatório de 2010 da Auditora-Geral Sheila Fraser afirma que o Infoway realizou muito nos oito anos desde a sua criação. Utilizando os acordos de financiamento com o Ministério da Saúde do Canadá como ponto de partida, o Infoway desenvolveu uma abordagem para fornecer registos de saúde electrónicos compatíveis, identificando os principais requisitos e componentes de um EHR e desenvolvendo um plano para a conceção de sistemas de informação sanitária. Consultou amplamente os parceiros e as partes interessadas para obter o seu contributo e apoio. Além disso, estabeleceu mecanismos de governação adequados e desenvolveu uma estratégia de gestão dos riscos. Implementou controlos de gestão adequados para as despesas operacionais, embora os controlos para a contratação de bens e serviços devam ser reforçados[30] .

4.8 Conecte SUS (Brasil)

 O Brasil tem vindo a trabalhar em iniciativas de saúde digital, incluindo a plataforma Conecte SUS, que visa melhorar a gestão dos cuidados de saúde e o atendimento aos pacientes através da integração dos sistemas de informação de saúde.

O Sistema Único de Saúde (pronúncia portuguesa: [sisˈtemɐ ˈuniku dʒi saˈudʒi], Sistema Único de Saúde), mais conhecido pela sigla SUS, é o sistema de saúde público do Brasil. Criado em 1990, o SUS é o maior sistema público de saúde do mundo, em número de beneficiários/usuários (praticamente 100% da população brasileira; 220 milhões de pessoas), área de abrangência (3,3 milhões de quilômetros quadrados) e rede conveniada/número de centros de tratamento (mais de 50 mil clínicas). O sistema é totalmente gratuito no local de atendimento para qualquer pessoa, inclusive estrangeiros.

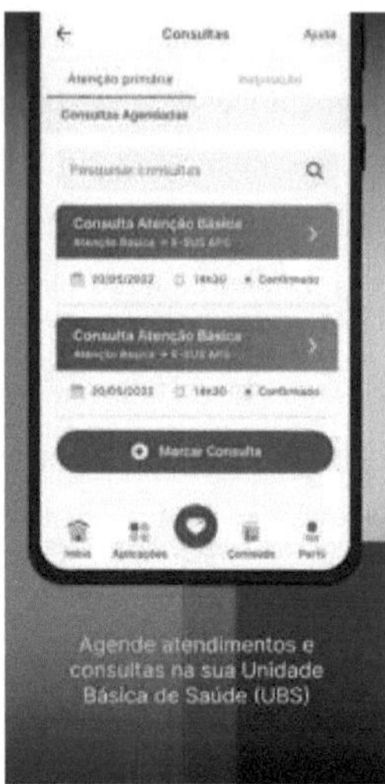

Figura 4.7 Interface do Conecte SUS (Brasil) (Fonte: https://www.gov.br/saude/pt-br/composicao/seidigi/conecte-sus/conecte-sus)

- Criação

Após o fim da ditadura militar que governou o país durante 20 anos, entre as décadas de 1960 e 1980, a Constituição do Brasil de 1988 procurou garantir mais direitos e liberdades à população e estabeleceu muitos objectivos de desenvolvimento social. Entre estes, a melhoria dos cuidados de saúde foi considerada uma prioridade:

A saúde é um direito de todos e uma obrigação do Estado, garantido mediante políticas socioeconómicas que visem à redução do risco de doença e de outros agravos e ao acesso universal e igualitário às ações e serviços para a sua promoção, proteção e recuperação.

Dois anos depois, na quarta-feira, 19 de setembro de 1990, os objetivos estabelecidos na Constituição foram consolidados na letra da lei pela Lei Federal nº 8.080, cujos artigos criaram o SUS e definiram sua atuação. Antes disso, apenas as pessoas que contribuíam com a previdência social podiam receber assistência à saúde. A criação do SUS foi importante na medida em que mais de 80% da população brasileira depende dele para receber tratamento médico. O Brasil possui dois níveis de assistência à saúde, e quase 25% da população paga por planos privados.

Os objetivos do SUS são, pela lei de sua criação, definidos como:

> ➤ A identificação e publicação dos factores determinantes e condicionantes da saúde humana;
> ➤ A formulação da política de saúde;
> ➤ Assistência às pessoas através de ações de promoção, proteção e recuperação da saúde, com a realização integrada de ações assistenciais e atividades preventivas;
> ➤ Saneamento e vigilância sanitária;
> ➤ Vigilância epidemiológica;
> ➤ Segurança e saúde no trabalho;
> ➤ Assistência terapêutica integral, incluindo farmacêutica;
> ➤ Organização da formação dos recursos humanos da saúde;
> ➤ Vigilância e orientação nutricional;
> ➤ Colaboração com a proteção do ambiente, incluindo o ambiente de trabalho;
> ➤ Formulação de políticas relativas a medicamentos, equipamentos, imunobiológicos e outros recursos de interesse para a saúde humana, e participação na sua produção;
> ➤ O controlo e a fiscalização dos serviços, produtos e substâncias de interesse para a saúde humana;
> ➤ A fiscalização e inspeção de alimentos, água e bebidas para consumo humano;
> ➤ A participação no controlo e fiscalização da produção, transporte, segurança e utilização de substâncias e produtos radioactivos, tóxicos e psicoactivos;
> ➤ Desenvolvimentos científicos e tecnológicos na sua área de atuação;
> ➤ Formulação e execução da política nacional do sangue e dos seus derivados.

- *Princípios constitucionais*

Um olhar mais atento à seção Saúde, (do artigo 196 ao artigo 198) da Constituição, mostra que foram estabelecidos cinco princípios básicos que norteiam o ordenamento jurídico em relação ao SUS. São eles: universalidade (art. 196), integralidade (art. 198-II), equidade (art. 196 - "acesso universal e igualitário"), descentralização (art. 198-I) e participação social (art. 198-III).

* *Universalidade*

Esse princípio pode ser obtido a partir da definição do artigo 196, que considerou a saúde como um "direito de todos e dever do Estado". Assim, o direito à saúde é um direito fundamental de todo e qualquer cidadão, sendo inclusive considerado uma cláusula pétrea, ou seja, não pode ser retirado da Constituição em hipótese alguma, pois constitui um direito e garantia individual, conforme a Seção do Processo Legislativo, o Artigo 60, o Parágrafo 4º, o Inciso IV.

* *Abrangência*

A integralidade, de acordo com o artigo 198, no inciso II, confere ao Estado o dever de "atendimento integral, com prioridade para as atividades preventivas, sem prejuízo dos serviços assistenciais" em relação ao acesso que todo e qualquer cidadão tem direito. Por isso, o Estado deve estabelecer um conjunto de ações que vão desde a prevenção até a assistência curativa, nos mais diversos níveis de complexidade, como forma de implementar e garantir o postulado da saúde.

"O homem é um ser integral, biopsicossocial, e deve ser servido com esta visão integral por um sistema de saúde também integral, destinado a promover, proteger e restaurar a sua saúde."

* *Património*

O princípio da equidade está relacionado ao mandamento constitucional de que "a saúde é direito de todos", previsto no já citado artigo 196 da Constituição. Trata-se, aqui, de preservar o postulado da isonomia, já que a própria Constituição, nos Direitos e Deveres Individuais e Coletivos, no artigo 5º, estabelece que "todos são iguais perante a lei, sem distinção de qualquer natureza". Portanto, todos os cidadãos, igualmente, devem ter seus direitos à saúde garantidos pelo Estado. No entanto, as desigualdades regionais e sociais podem levar à inocorrência dessa isonomia, afinal, uma área mais carente pode demandar mais gastos em relação a outras. Por isso, o Estado deve tratar "desigualmente os desiguais", concentrando seus esforços e investimentos nas áreas territoriais com os piores índices e déficits na prestação de serviços públicos. O acesso igualitário (princípio da equidade) não significa que o SUS deva tratar a todos de forma igual, mas sim respeitar os direitos de cada um, de acordo com suas diferenças, baseando-se mais na íntima convicção da justiça natural do que na letra da lei.

- *Descentralização*

Está estabelecido no Da Saúde, no artigo 198, que "as ações e serviços públicos de saúde integram uma rede regionalizada e hierarquizada e constituem um sistema único, organizado de acordo com as seguintes diretrizes I - descentralização, com direção única em cada esfera de governo". Por essa razão, o Sistema Único de Saúde está presente em todos os níveis federativos - União, Estados, Distrito Federal e Municípios -, de modo que o que for de abrangência nacional será de responsabilidade do Governo Federal, o que estiver relacionado à competência de um Estado deverá ficar sob a responsabilidade do Governo Estadual, e a mesma definição ocorre com um Município. Dessa forma, busca-se um maior diálogo com a sociedade civil local, que está mais próxima do gestor, para questioná-lo sobre as políticas públicas adequadas. Ao longo dos anos, o Sistema Único de Saúde (SUS) passou por um significativo processo de descentralização. Esse processo permitiu uma maior participação nas decisões sobre a saúde entre as esferas de governo estadual, federal e municipal. Da mesma forma, estimulou a participação social na legislação das políticas de saúde e aumentou a responsabilização pela prestação de serviços de saúde.

- *Participação social*

Também está previsto no mesmo artigo 198, no inciso III, a "participação da comunidade" nas ações e serviços públicos de saúde, atuando na formulação e no controle de sua execução. O controle social, como também é chamado esse princípio, foi melhor regulamentado pela já citada Lei Federal nº 8.142, de 1990. Os usuários participam da gestão do SUS por meio das Conferências de Saúde, que acontecem a cada quatro anos em todos os níveis federativos - União, Estados, Distrito Federal e Municípios. Nos Conselhos de Saúde, existe a chamada paridade: enquanto os usuários têm metade das vagas, o governo tem uma sala e os trabalhadores outra. Dessa forma, busca-se incentivar a participação popular na discussão das políticas públicas de saúde, dando maior legitimidade ao sistema e às ações implementadas.

No entanto, observa-se que o Constituinte Originário de 1988 não buscou apenas implementar o sistema público de saúde universal e gratuito no país, ao contrário do que existia no período militar, que privilegiava apenas os trabalhadores com carteira assinada. Foi além e também estabeleceu princípios que norteariam a interpretação que o mundo jurídico e as esferas de governo fariam sobre o referido sistema. E da leitura desses princípios, percebe-se a preocupação do Constituinte em reforçar a defesa do cidadão perante o Estado, garantindo meios não só para a existência do sistema, mas também para que o indivíduo tenha voz para lutar pelo seu aperfeiçoamento e maior efetividade[31] .

4.9 Programas de saúde móvel (Quénia)

O Quénia implementou vários programas de saúde móvel (mHealth) para responder aos desafios dos cuidados de saúde. A mHealth Kenya tira partido da tecnologia para desenvolver, potenciar e implementar soluções digitais escaláveis para melhorar a saúde. A mHealth Kenya continua a ser um líder estratégico na concretização de parcerias público-privadas bem sucedidas nas áreas da gestão do VIH/SIDA, resposta a emergências de saúde pública e apoio aos profissionais de saúde para melhor prestarem cuidados de saúde. A nossa automação de processos robóticos, investigação, tecnologias inteligentes e análise de grandes volumes de dados garantem que satisfazemos as necessidades comerciais de ponta a ponta dos nossos clientes e maximizamos os seus lucros através das nossas tecnologias inteligentes[32] .

Os sistemas de saúde móvel (mHealth) no Quénia têm mostrado um potencial promissor na melhoria da acessibilidade, eficiência e resultados dos cuidados de saúde nos últimos cinco anos. No entanto, a sustentabilidade destes sistemas depende de vários factores. Eis os principais aspectos relacionados com a sustentabilidade dos sistemas de saúde móvel no Quénia:

1. Infra-estruturas: O sucesso a longo prazo dos sistemas de saúde móvel no Quénia depende da disponibilidade e fiabilidade da infraestrutura necessária, incluindo uma rede móvel estável e generalizada e conetividade à Internet. Os investimentos do governo e do sector privado na expansão e manutenção desta infraestrutura são cruciais.

2. Acessibilidade: Para que os sistemas de saúde móvel sejam sustentáveis, têm de ser acessíveis tanto para os prestadores de cuidados de saúde como para os utilizadores finais. No Quénia, onde o acesso aos serviços de saúde pode ser financeiramente difícil

para muitos, é essencial garantir que as soluções de saúde móvel permanecem rentáveis.

3. Aceitação e adoção pelos utilizadores: O êxito dos sistemas de saúde móvel depende da vontade dos prestadores de cuidados de saúde e dos doentes de adoptarem e utilizarem regularmente a tecnologia. A educação e a formação dos profissionais de saúde sobre a utilização eficaz das ferramentas de saúde móvel podem melhorar a aceitação e conduzir a melhores resultados.

4. Privacidade e segurança dos dados: A manutenção da privacidade e da segurança dos dados de saúde é fundamental para criar confiança nos sistemas de saúde móvel. São necessárias fortes medidas de proteção dos dados e o cumprimento da regulamentação pertinente para salvaguardar as informações dos doentes.

5. Integração com os sistemas de saúde existentes: Para garantir a sustentabilidade a longo prazo, os sistemas de saúde móvel devem integrar-se sem problemas nas infra-estruturas e nos fluxos de trabalho existentes no sector da saúde. A compatibilidade com os sistemas de registos de saúde electrónicos (RSE) e outras ferramentas de gestão da saúde aumenta a sua eficácia.

6. Apoio governamental: O apoio do governo queniano, através de quadros políticos e financiamento, pode influenciar grandemente a sustentabilidade dos sistemas de saúde móvel. Um ambiente regulamentar de apoio e incentivos financeiros para a adoção de soluções de saúde móvel podem encorajar uma implementação mais ampla.

7. Parcerias e colaboração: A colaboração entre agências governamentais, entidades do sector privado, organizações não governamentais (ONGs) e organizações internacionais pode fornecer a experiência, os recursos e o financiamento necessários para sustentar e ampliar as iniciativas de saúde móvel.

8. Avaliação e monitorização: A avaliação e a monitorização regulares das intervenções de saúde móvel são essenciais para avaliar o seu impacto, identificar áreas a melhorar e justificar o investimento contínuo.

9. Escalabilidade: A conceção de sistemas de saúde móvel tendo em mente a escalabilidade permite a sua expansão para atingir uma população maior e cobrir uma gama mais alargada de serviços de saúde ao longo do tempo.

O sucesso das iniciativas de saúde móvel no Quénia dependerá dos esforços colectivos das partes interessadas no sector dos cuidados de saúde e do seu empenho em enfrentar os desafios e oportunidades apresentados pelas tecnologias de saúde móvel[33] .

Capítulo 5: Diferentes iniciativas digitais de saúde oral em todo o mundo

5.1 Iniciativas de odontologia digital do NHS (Reino Unido):

O Serviço Nacional de Saúde (NHS) integrou tecnologias digitais para melhorar o acesso aos cuidados dentários e simplificar os serviços. Cerca de 24.000 dentistas em Inglaterra prestam cuidados do NHS, com mais de um milhão de contactos de pacientes dentários por semana. Os consultórios dentários do NHS tratam aproximadamente 50% da população adulta e 58% da população infantil, com uma procura crescente no sector dentário.

Os consultórios dentários de cuidados primários são normalmente o primeiro ponto de contacto para o tratamento dentário do NHS. Os dentistas prestam serviços dentários à comunidade, incluindo serviços para as pessoas consideradas vulneráveis, que vivem em lares ou que necessitam de controlar a ansiedade. Outros serviços locais, incluindo cirurgia oral e ortodontia, são prestados num contexto de cuidados primários ou secundários.

O desafio - acesso à informação clínica
No início de 2021, discutimos as necessidades dos serviços dentários com as partes interessadas do NHS England e Improvement, colégios reais, organismos profissionais e comissários. Identificámos que muitos serviços dentários não têm acesso a informações clínicas adequadas e precisas no local de atendimento.

A nossa recomendação - Registo de acesso ao GP Connect: HTML

Realizámos uma avaliação das opções com base numa pesquisa detalhada dos utilizadores, na conceção de serviços técnicos e no mapeamento do fluxo de trabalho para determinar a melhor solução. A partir daí, o GP Connect Access Record: HTML foi identificado como o produto mais adequado para fornecer acesso ao registo do paciente para a medicina dentária neste momento.

Registo de acesso ao GP Connect: HMTL irá:

- fornecer uma visualização restrita, só de leitura, do registo clínico completo do médico de família integrado no próprio sistema do estabelecimento (assegurado pelo NHS Digital)
- ser utilizados apenas para efeitos de cuidados diretos aos doentes
- ser acessível apenas a um grupo controlado de pessoal clínico registado
- não partilhar as informações identificadas no sistema como confidenciais ou sensíveis pelo médico de família.

Benefícios dos serviços dentários

Acesso a informações clínicas através do registo de acesso GP Connect: HTML irá:

- Reduzir os tempos de tratamento dos doentes com maiores necessidades
- Melhorar a qualidade das referências
- Reduzir o risco para o doente
- Aumentar o número de tratamentos oferecidos durante a consulta inicial, poupando aos doentes o incómodo de comparecer a uma consulta de seguimento
- Melhorar os resultados de saúde dos doentes
- Reduzir a necessidade de telefonemas para outros locais de prestação de cuidados para confirmar, por exemplo, a medicação ou as alergias do doente
- Poupar tempo ao pessoal clínico e administrativo

Os primeiros a adotar trabalham

O compromisso com os fornecedores de sistemas começou em julho de 2021 e as discussões de implementação com os primeiros utilizadores estão em curso ao longo do exercício financeiro de 2022/23. A Future Enterprise Architecture for dentistry (futura arquitetura empresarial para a medicina dentária) é um projeto concetual de serviços que serve de base aos planos de desenvolvimento dos sistemas informáticos de medicina dentária dos cuidados primários. Foi desenvolvida através de uma extensa investigação estratégica das partes interessadas, dos utilizadores dos serviços e dos fornecedores durante 2021 e 2022. Ajuda os fornecedores de tecnologia a definir os seus roteiros de produtos para dar resposta às prioridades dos utilizadores. Também os ajuda a maximizar os benefícios das tecnologias e normas actuais e em desenvolvimento no mercado[34].

5.2 Teeth.org.au Austrália

Aplicações de saúde oral: Aplicações como a aplicação "Dental Health Week" da Associação Dentária Australiana fornecem informações sobre saúde oral e incentivam boas práticas de higiene dentária. A Associação Dentária Australiana (ADA) é o principal organismo nacional dos dentistas na Austrália. Incentivar a melhoria da saúde oral e geral do público é um objetivo fundamental da ADA. A ADA criou o Teeth.org.au e lidera anualmente a Campanha da Semana da Saúde Dentária para melhorar a consciencialização e a educação da saúde dentária na Austrália.

Visão e missão

Teeth.org.au é a casa dos sorrisos saudáveis da Austrália, fornecendo informações e recursos de saúde oral acessíveis e actualizados para ajudar os australianos a manter os seus dentes e a sorrir para a vida.

Como é que a Teeth.org.au pode ajudar

Teeth.org.au fornece informações sobre cuidados de saúde oral, condições e tratamentos dentários, bem como factores de estilo de vida ligados à saúde oral através de artigos escritos e multimédia áudio e vídeo. Toda a informação é baseada em provas e é escrita e revista por dentistas de toda a Austrália. Teeth.org.au fornece conselhos sobre o acesso a cuidados dentários, incluindo cuidados do Governo e esquemas geridos pelo Governo na Austrália. A Semana da Saúde Dentária realiza-se anualmente na primeira semana completa de agosto. Trata-se de uma campanha de sensibilização que tem por objetivo aumentar a consciencialização para a importância da saúde dentária e fornecer aos profissionais de saúde recursos para educar os seus pacientes.

Dental Health Week na Austrália, que se centra na educação dos consumidores sobre a importância de manter uma boa saúde oral através de medidas de saúde preventivas, comportamentos e escolhas de estilo de vida. Como empresa líder em tecnologia de inovação na área da saúde, estamos empenhados em contribuir para a compreensão das ligações entre a saúde oral e a saúde geral, e em ajudar a educar os consumidores e apoiar os profissionais de medicina dentária nos seus próprios esforços para fornecer aos pacientes as ferramentas e os conhecimentos de que necessitam.

Consumidores informados são consumidores **capacitados**

O consumidor moderno de hoje está mais atento e consciente do papel que os cuidados preventivos têm na sua saúde geral - evoluindo de receptores passivos de cuidados de saúde para consumidores activos de saúde. Com isto, surge uma maior responsabilidade para os profissionais de saúde oral, líderes da indústria e investigadores no sentido de satisfazer as necessidades dos consumidores e apoiar os seus objectivos de saúde.

Uma abordagem consistente e regular dos cuidados centrada na prevenção pode ajudar a minimizar as hipóteses de desenvolver uma série de doenças dentárias, e a educação que tem lugar numa idade jovem desempenha um papel importante na criação de hábitos eficazes. A pandemia aumentou a atenção das pessoas para a saúde e o bem-estar, e os australianos começaram a investir mais ativamente em soluções de bem-estar pessoal que proporcionam melhores resultados de saúde a longo prazo.

À medida que os produtos de cuidados pessoais continuam a avançar, colmatando a lacuna entre os cuidados em casa e os cuidados clínicos, os dentistas há muito que trabalham para educar os seus pacientes sobre a prevenção de doenças e atenuar a prevalência de doenças crónicas através de práticas de saúde dentária adequadas.

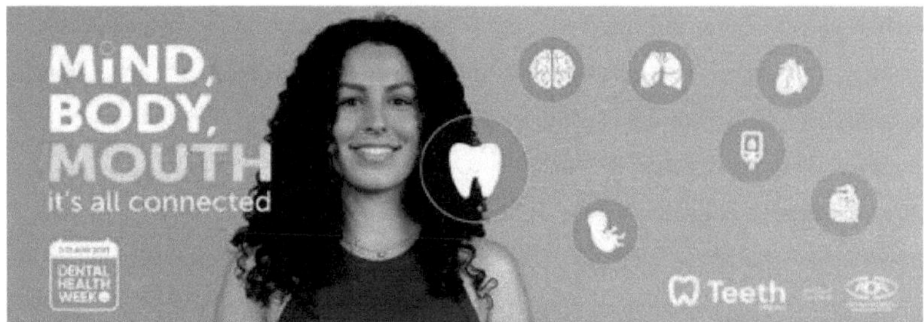

Figura. 5.1 Interface do Teeth.org.au Austrália (Fonte: https://www.teeth.org.au/)

A prevenção é fundamental

De acordo com a Associação Dentária Australiana, cerca de 2 em cada 3 adultos visitam normalmente um dentista por causa de um problema e não por causa de um check-up regular. Quando a nossa saúde oral não é gerida de forma eficaz, pode produzir uma vasta gama de consequências para a saúde a longo prazo.

A prevenção é a chave para alcançar resultados de saúde mais óptimos para os australianos e também ajudaria a aliviar a pressão sobre o sistema de saúde. O Instituto Australiano de Saúde e Bem-Estar refere que, entre 2017 e 2018, cerca de 72 000 hospitalizações por problemas dentários poderiam ter sido evitadas com um tratamento mais precoce. Estas evoluem para doenças agudas e crónicas e, anualmente, resultam em custos de saúde estimados em 27 mil milhões de dólares, o que significa que mais de um terço do orçamento nacional da saúde é consumido pela prestação de tratamentos críticos.

Para ajudar as pessoas a manterem-se saudáveis e a desfrutarem da melhor qualidade de vida possível, prevemos um novo paradigma de saúde - um paradigma que valoriza a promoção da saúde e a prevenção tanto quanto o tratamento, reconhecendo as necessidades e expectativas do consumidor moderno de saúde.

A oportunidade de mudança

Entre os seus muitos impactos, a COVID-19 também trouxe uma nova atenção para a necessidade de cuidados preventivos de saúde oral, uma vez que os pacientes faltaram às consultas durante os períodos de permanência em casa, elevando as tendências da teledentistry e sublinhando a importância de uma higiene doméstica consistente. Vimos o sector dentário australiano adaptar-se a este desafio, com o Dental Board of Australia a modernizar as políticas em torno das consultas de telessaúde e a Australian Dental Foundation a lançar uma plataforma de teledentistry totalmente nova.

Por último, as tecnologias de saúde inovadoras e personalizadas podem também capacitar os consumidores com soluções adaptadas às suas necessidades, motivações e caraterísticas únicas. Hoje em dia, as pessoas querem ter mais controlo sobre a sua própria saúde e estão mais dispostas a obter o apoio e as informações de que necessitam em linha, através de aplicações e de produtos conectados.

Um exemplo é o novo Philips Sonicare 9900 Prestige*, que, juntamente com a aplicação Sonicare alimentada por IA, oferece orientação melhorada em tempo real e recomendações personalizadas para melhorar os hábitos de escovagem. Este sistema conectado traz os conselhos de um profissional de medicina dentária para a vida dos pacientes com mais regularidade através de ciclos de feedback baseados em aplicações e da teledentistry, que elimina as suposições dos cuidados orais dos pacientes através da ligação a um smartphone.

A abertura do caminho para estes avanços tecnológicos permitirá aos profissionais de medicina dentária apoiar os pacientes na mudança dos seus hábitos e comportamentos. **Ao capacitar as pessoas para cuidarem da sua própria saúde**, estaremos mais aptos a prevenir doenças relacionadas com o estilo de vida, a obter melhores resultados em termos de saúde e a aliviar a carga sobre o sistema de saúde[35].

5.3 Teledentistry (Canadá):

Várias províncias do Canadá integraram as tecnologias digitais nos consultórios dentários. Apesar das estratégias para reforçar os sistemas de saúde e assegurar uma distribuição equitativa dos recursos, as desigualdades em matéria de saúde oral persistem e continuam a ser um importante problema de saúde pública a nível mundial. A pandemia de COVID-19 veio agravar ainda mais esses desafios através da restrição do acesso aos cuidados de saúde oral, que está a afetar os doentes e os profissionais de saúde oral. Durante a primeira vaga da pandemia, muitos organismos governamentais limitaram os cuidados de saúde oral aos cuidados de emergência e a maioria dos serviços dentários electivos foram adiados para reduzir a transmissão do vírus. Esta situação tornou evidente a necessidade de métodos alternativos de prestação de cuidados de saúde.

A teledentisteria é um ramo da telessaúde que se refere à utilização da tecnologia para prestar cuidados de saúde oral virtuais e educação através de uma variedade de modalidades, incluindo, entre outras, técnicas de vídeo em direto (síncrono), armazenar e reencaminhar (assíncrono), monitorização remota do paciente e saúde móvel, utilizando vários dispositivos, como telefones, videoconferência e mensagens de texto. A teledentisteria foi sugerida como uma abordagem rentável para melhorar o acesso aos cuidados orais, independentemente da localização geográfica. Traz novas oportunidades para a prática da medicina dentária, bem como para a investigação e a educação e a implementação de políticas de saúde.

A teleodontologia pode:

(i) Melhorar o acesso aos cuidados de saúde;

(ii) aumentar a comunicação entre os pacientes e os prestadores de cuidados de saúde oral, bem como entre os prestadores de cuidados de saúde;

(iii) Reduzir os custos para os doentes e para a sociedade em geral; e

(iv) Melhorar os resultados e as experiências dos doentes em matéria de saúde oral e a qualidade dos cuidados.

No entanto, apesar dos avanços e da expansão do âmbito e da utilização da teledentistry, ainda existem obstáculos a nível micro (por exemplo, factores sociodemográficos, desconfiança, baixa motivação, falta de familiaridade e de conhecimento da tecnologia), meso (por exemplo, falta de infra-estruturas e de equipamento, serviços e tempo limitados) e macro (por exemplo, questões legislativas e políticas, preocupações com a confidencialidade e a segurança, reembolso) que podem levar a uma baixa adoção pelos prestadores de cuidados de saúde oral e pelos pacientes. Por conseguinte, são necessários investimentos substanciais na governação da saúde digital, no desenvolvimento de políticas, legislações e infra-estruturas, bem como na formação e no desenvolvimento de competências em matéria de saúde digital, para apoiar as partes interessadas na utilização óptima da teleodontologia.

Os TCPG foram publicados por determinadas autoridades reguladoras nacionais e regionais no domínio da medicina dentária (ARD) durante a pandemia de COVID-19 para moldar a prestação de cuidados orais tradicionais. Estas TCPG derivam frequentemente de consensos informais e não de dados baseados em provas e implicam uma análise e uma crítica metodológica da literatura existente sem uma análise sistemática das provas disponíveis. À semelhança das diretrizes de PC, as orientações de PC podem ajudar os profissionais e os doentes a tomar decisões sobre os cuidados de saúde adequados em circunstâncias clínicas específicas, com benefícios a vários níveis para os doentes (por exemplo, melhoria dos resultados dos doentes e da qualidade dos cuidados), para os prestadores de cuidados de saúde (por exemplo, informar a tomada de decisões clínicas) e para os sistemas de saúde (por exemplo, actividades de melhoria da qualidade)[36] .

5.4 E-DENT (França)

O objetivo do programa é identificar lesões orais que teriam permanecido não detectadas ou não tratadas e melhorar a coordenação médica e otimizar os percursos dos pacientes.

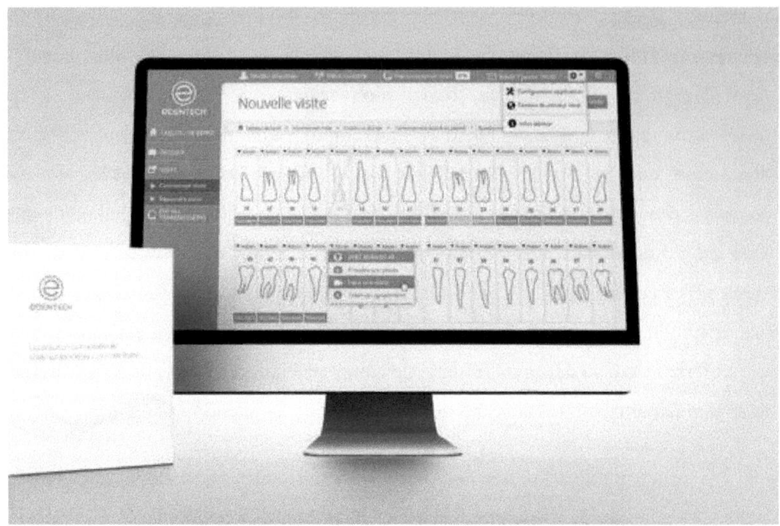

Figura 5.2 Interface do E-DENT (Fonte: https://e-dentech.fr/en/)

O E-DENT é um sistema de teledentistry para apoiar o diagnóstico oral remoto utilizando câmaras intra-orais para diferentes tipos de pacientes: idosos, pessoas com deficiência, detidos ou presos, etc. Foram observadas algumas hesitações e resistências entre os prestadores de cuidados em lares de idosos, devido à falta de competências tecnológicas. No entanto, após a introdução do equipamento, a sua atitude em relação ao mesmo alterou-se. A aplicação e o aperfeiçoamento do programa prosseguem[37-38] .

5.5 WhiteTeeth (Países Baixos)

Promover um bom comportamento em matéria de saúde oral (ou seja, aumentar a exposição ao flúor e melhorar os níveis de placa dentária), melhorando assim a saúde oral e reduzindo os custos.

WhiteTeeth é uma aplicação móvel baseada na teoria para promover comportamentos de saúde oral, para além dos cuidados habituais para pacientes ortodônticos adolescentes. A aplicação fornece educação sobre saúde oral e treino automático através de planos de ação e de adaptação, pistas para a ação, avisos, lembretes, reforço e feedback[39] .

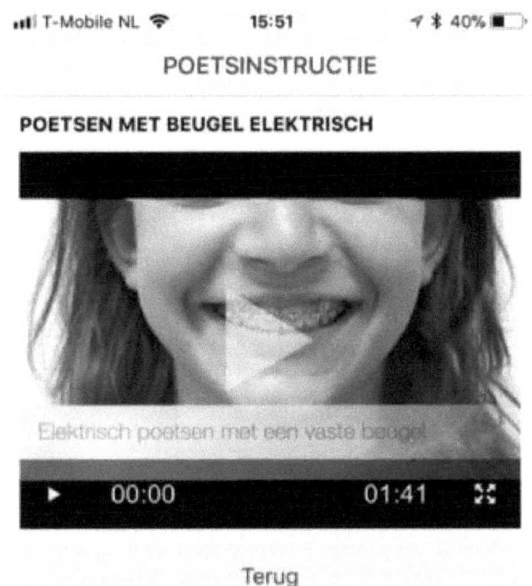

Figura 5.2 Captura de ecrã de um filme da aplicação WhiteTeeth. Tirado num iPhone, este filme mostra aos utilizadores um modelo que demonstra como utilizar uma escova de dentes eléctrica para escovar os dentes equipados com aparelhos ortodônticos fixos. (Fonte: https://www.beugel.nl/poetsen/)

O desenvolvimento da aplicação foi orientado pelo protocolo de mapeamento da intervenção, baseando-se assim em provas sólidas e incorporando várias BCTs. O mapeamento do desenvolvimento e do conteúdo da aplicação permite aos investigadores replicar o programa. Os resultados de um ensaio aleatório controlado mostraram que a aplicação, para além dos cuidados habituais, melhorou significativamente a higiene oral dos pacientes. O efeito atenuado na utilização do enxaguatório bucal pode ter-se devido ao facto de, após seis semanas, a maioria dos doentes ter utilizado a aplicação com menos frequência. A implementação e a melhoria do programa continuam[40] .

5.6 EstomatoNet (Brasil)

Prestar apoio à prática clínica, dar conselhos de diagnóstico e de gestão aos profissionais e evitar reencaminhamentos desnecessários para níveis mais elevados de cuidados, reduzindo assim os custos e apoiando a gestão de casos de baixa complexidade ao nível dos cuidados primários[41] .

EstomatoNet é um serviço de telessaúde que fornece teleconsultas síncronas e assíncronas, serviços de telediagnóstico, webinars, ensino à distância, tele-educação e segundas opiniões formativas[42] .

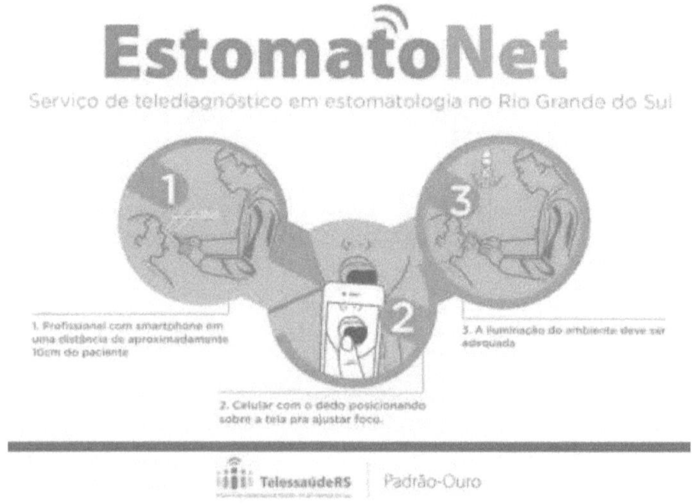

Figura 5.3 Serviço de Tele-saúde EstomatoNet (Fonte: https://esmato.in/)

O telediagnóstico de lesões orais é viável e tem potencial para melhorar a qualidade dos cuidados de saúde primários, colmatando a lacuna entre os cuidados de saúde primários e especializados. No entanto, os desafios à telessaúde persistem e incluem a disponibilidade de ligações à Internet estáveis e de boa qualidade, a falta de dados e fotografias clínicas e a baixa adesão dos dentistas à telessaúde[43] .

5.7 Rede de telessaúde do Oregon para a saúde oral (EUA)

Chegar às crianças que não receberam cuidados dentários regulares através das escolas e disseminar o conceito de Casa Dentária Virtual (VDH) em todo o Oregon. O VDH tem como objetivo reduzir a necessidade de a maioria das crianças serem vistas por um dentista em clínicas dentárias fixas[44] .

As equipas dentárias móveis, compostas por um higienista dentário e um assistente de prática alargada, examinam as crianças e enviam os dados para um registo de saúde eletrónico baseado na nuvem para que os dentistas colaboradores possam examinar as crianças. O diagnóstico e os planos de tratamento são devolvidos à equipa dentária, que efectua o tratamento ou encaminha a criança para um dentista[45] .

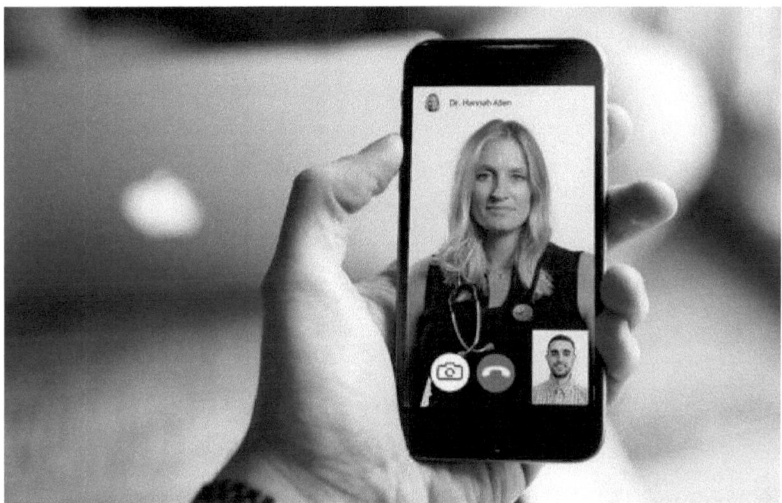

Figura 5.4 Planos de telemedicina para a saúde integrada do Oregon (Fonte: https://www.careoregon.org/members/telehealth)

O VDH permite a prestação de serviços de saúde oral em contextos não tradicionais, utilizando profissionais não dentários, alargando as funções dos profissionais dentários existentes e de novos tipos de profissionais dentários, e incorporando tecnologias de telessaúde. Os múltiplos obstáculos a uma implantação mais alargada da telessaúde incluem definições confusas ou contraditórias de telessaúde, incerteza quanto ao pagamento dos serviços, dificuldades no desenvolvimento e manutenção de redes, o desafio de integrar a tecnologia entre os prestadores e a falta de recursos de formação[46]

.

5.8 Programa de saúde oral com recurso às redes sociais (Irão)

Promover um bom comportamento de higiene oral e, assim, melhorar os resultados de saúde oral entre os adolescentes iranianos. O programa, baseado na teoria, foi realizado através de uma plataforma de redes sociais (Telegram). O programa incluiu várias

BCTs que visavam uma série de determinantes comportamentais. Forneceu informações sobre as más práticas de higiene oral e as consequências positivas da escovagem diária dos dentes. Os adolescentes foram encorajados a formular os seus próprios prós e contras potenciais da escovagem regular dos dentes e a fazer planos concretos. Além disso, foram fornecidas instruções e modelos de comportamentos eficazes (através de um pequeno vídeo). Foi também criado um canal Telegram para as mães, que as instruía a orientar e monitorizar o comportamento dos seus filhos. Os resultados de um estudo experimental apoiam a utilização do programa de base teórica fornecido pelo Telegram para melhorar o bom comportamento de higiene oral e os resultados de saúde oral entre os adolescentes iranianos. O estudo também destacou que o envolvimento das mães no processo resultou em melhores resultados em termos de práticas de higiene oral e saúde oral. Para obter mais informações sobre a forma como as mães influenciam a eficácia da intervenção, os estudos futuros devem medir o grau de envolvimento das mães na experiência, por exemplo, a frequência com que as mães apoiaram e monitorizaram o comportamento dos seus filhos[47] .

5.9 Text2floss (EUA)

Promover bons conhecimentos e comportamentos em matéria de saúde oral nas mães de crianças pequenas. O Text2floss é uma intervenção de sete dias através de mensagens de texto (serviço de SMS bidirecional) para melhorar os conhecimentos e os comportamentos em matéria de saúde oral das mães de crianças pequenas. De acordo com um estudo de viabilidade, as mães que receberam mensagens de texto melhoraram os seus próprios comportamentos e conhecimentos em matéria de saúde oral, bem como os seus comportamentos relativamente à saúde oral dos seus filhos. A utilização de mensagens de texto para recordar o uso do fio dental e fornecer informações sobre saúde oral foi considerada aceitável. A participação foi limitada, uma vez que algumas mães foram consideradas inelegíveis porque as suas operadoras sem fios não podiam receber mensagens Text2Floss[48] .

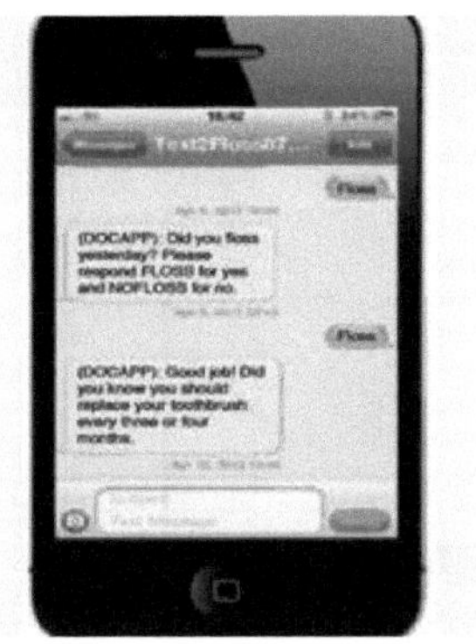

Figura 5.5 Captura de ecrã das mensagens Text2Floss (Fonte: https://play.google.com/store/apps/details?id=com.globalsmilehealth.text2floss& pcampaignid=web_share)

5.10 Dental Coach (Países Baixos)

Melhorar a adesão às instruções de saúde oral dos pacientes que sofrem de doenças dentárias (como a periodontite). O Dental Coach (mondmaatje) é uma plataforma em linha disponibilizada aos pacientes através dos seus prestadores de cuidados, por exemplo, periodontologistas. A inscrição no programa mHealth é efectuada através da leitura de um código QR na clínica dentária. Como resultado, a aplicação no telemóvel do paciente é activada. A aplicação permite que os pacientes acedam aos seus processos clínicos, fornece informações sobre os seus riscos de saúde oral, resume as instruções pessoais de saúde oral, demonstra o comportamento desejado através de vídeos e treina os pacientes para alterarem os seus comportamentos de saúde oral através da auto-monitorização do comportamento e do fornecimento de apoio prático[49]

.

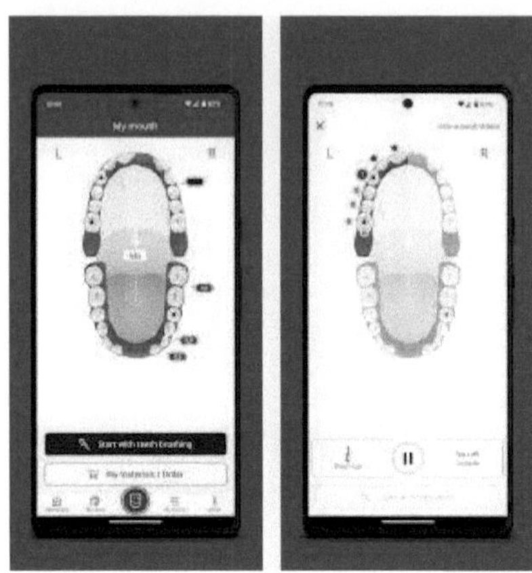

Figura 5.6 Interface do técnico de prótese dentária (mondmaatje) (Fonte:
https://www.dentalcoach.app/en)

De acordo com um estudo transversal, a maioria dos participantes avaliou o conteúdo e a atração da aplicação como positivos. Apesar de a usabilidade da Dental Coach ter sido classificada como moderada, a sua utilização desencadeou uma mudança positiva auto-relatada no comportamento de saúde oral. É necessária investigação futura para determinar se esta mudança de comportamento auto-relatada se traduz numa melhor saúde oral[50] .

Capítulo 6: Saúde digital e iniciativas digitais no domínio da saúde oral na Índia

6.1 Missão Nacional de Saúde Digital da Índia (NDHM)

A Índia lançou o NDHM, uma iniciativa abrangente para criar um ecossistema de saúde digital. Esta iniciativa inclui o desenvolvimento de registos de saúde electrónicos, serviços de telemedicina e um sistema de identificação de saúde para facilitar a prestação de serviços de saúde sem descontinuidades.

* Antecedentes

A Política Nacional de Saúde (PNS) de 2017 tem o seguinte objetivo: "Atingir o nível mais elevado possível de saúde e bem-estar para todos, em todas as idades, através de uma orientação preventiva e promocional dos cuidados de saúde em todas as políticas de desenvolvimento e do acesso universal a serviços de saúde de boa qualidade, sem que ninguém tenha de enfrentar dificuldades financeiras como consequência".

No seguimento dos objectivos específicos da NHP para a adoção de tecnologias digitais, o Ministério da Saúde e do Bem-Estar Familiar constituiu um comité chefiado por Shri J. Satyanarayana para desenvolver um quadro de implementação para a National Health Stack. Este comité produziu o National Digital Health Blueprint (NDHB), que estabelece os blocos de construção e um plano de ação para implementar a saúde digital de forma abrangente e holística.

Dando continuidade à NDHB, o presente documento descreve o contexto geral, a lógica, o âmbito e as modalidades de implementação de um ecossistema digital para os serviços de saúde em todo o país. Uma vez que se prevê que a implementação se processe em modo de missão, a iniciativa é designada por Missão Nacional de Saúde Digital (NDHM).

* **Visão da Missão Nacional de Saúde Digital**

    Criar um ecossistema nacional de saúde digital que apoie a cobertura universal de saúde de uma forma eficiente, acessível, inclusiva, económica, atempada e segura, que forneça uma vasta gama de serviços de dados, informações e infra-estruturas, tirando o devido partido de sistemas digitais abertos, interoperáveis e baseados em normas, e que garanta a segurança, a confidencialidade e a privacidade das informações pessoais relacionadas com a saúde.

* **Objectivos da Missão Nacional de Saúde Digital**

A fim de reforçar a acessibilidade e a equidade dos serviços de saúde, incluindo a continuidade dos cuidados de saúde, em que o cidadão é o proprietário dos dados, numa abordagem holística do programa de cuidados de saúde, tirando partido das TI e das tecnologias associadas e apoiando os sistemas de saúde existentes numa abordagem "centrada no cidadão", o NDHM prevê os seguintes objectivos específicos

1. Criar sistemas de saúde digitais de ponta, para gerir os principais dados de saúde digitais e as infra-estruturas necessárias para o seu intercâmbio sem descontinuidades;

2. Estabelecer registos ao nível adequado para criar uma única fonte de verdade no que respeita aos estabelecimentos clínicos, aos profissionais de saúde, aos trabalhadores do sector da saúde, aos medicamentos e às farmácias;

3. Impor a adoção de normas abertas por todas as partes interessadas nacionais no domínio da saúde digital;

4. Criar um sistema de registos de saúde pessoais, baseado em normas internacionais, facilmente acessível aos indivíduos e aos profissionais e prestadores de serviços de saúde, com base no consentimento informado do indivíduo;

5. Promover o desenvolvimento de sistemas de aplicações de saúde de nível empresarial, com especial incidência na realização dos Objectivos de Desenvolvimento Sustentável para a saúde;

6. Adotar os melhores princípios do federalismo cooperativo, trabalhando com os Estados e os Territórios da União para a realização da visão;

7. Assegurar que as instituições de saúde e os profissionais do sector privado participem ativamente com as autoridades de saúde pública na construção da NDHM, através de uma combinação de prescrição e promoção;

8. Assegurar a portabilidade nacional na prestação de serviços de saúde;

9. Promover a utilização de sistemas de apoio à decisão clínica (SADC) pelos profissionais de saúde;

10. Promover uma melhor gestão do sector da saúde, tirando partido da análise dos dados de saúde e da investigação médica;

11. Prever o reforço da eficiência e da eficácia da governação a todos os níveis.

12. Apoiar a adoção de medidas eficazes para garantir a qualidade dos cuidados de saúde; e

13. Reforçar os sistemas de informação sanitária existentes, assegurando a sua conformidade com as normas definidas e a sua integração com a NDHM proposta.

- **Oportunidade para a** Missão **Nacional de Saúde Digital**

A forte infraestrutura digital pública atual - incluindo a relacionada com o Aadhaar, a Interface Unificada de Pagamentos e o amplo alcance da Internet e dos telemóveis (trindade JAM) - proporciona uma plataforma sólida para o estabelecimento dos alicerces da NDHM. A capacidade existente para identificar digitalmente as pessoas, os médicos e as unidades de saúde, facilitar as assinaturas electrónicas, garantir contratos não repudiáveis, efetuar pagamentos sem papel, armazenar registos digitais de forma segura e contactar as pessoas oferece oportunidades para racionalizar a informação sobre cuidados de saúde através da gestão digital.

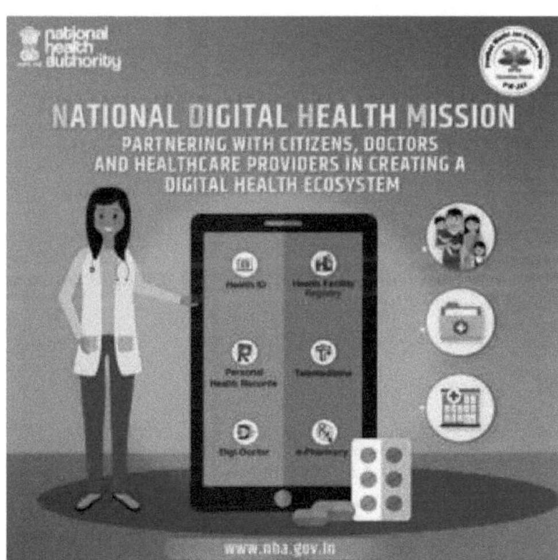

Figura 6.1 NDHM -Poster (Fonte: https://tms.pmjay.gov.in**)**

O Ayushman Bharat-Pradhan Mantri Jan Arogya Yojana (AB-PMJAY) utilizou com êxito a infraestrutura digital pública disponível para prestar serviços de ponta a ponta através de uma plataforma de tecnologias da informação (TI), desde a identificação dos beneficiários até à sua admissão e tratamento nos hospitais, passando pela alta e pelo pagamento sem papel aos hospitais. A experiência do AB-PMJAY pode ser aproveitada para alargar o alcance da saúde digital a todos os residentes e desenvolver um sistema de gestão da saúde aberto e interoperável que capacite os residentes, os prestadores de cuidados de saúde, o governo e os investigadores.

As tecnologias emergentes, como a inteligência artificial, a Internet das coisas (IoT), as cadeias de blocos e a computação em nuvem, proporcionam oportunidades adicionais para facilitar um ecossistema de saúde digital mais holístico, que pode aumentar o acesso equitativo aos serviços de saúde, melhorar os resultados em matéria de saúde e reduzir os custos.

- **Benefícios e** impacto

Espera-se que a implementação da NDHM melhore significativamente a eficiência, a eficácia e a transparência da prestação de serviços de saúde em geral. Os pacientes poderão armazenar e aceder de forma segura aos seus registos médicos (tais como receitas, relatórios de diagnóstico e resumos de alta) e partilhá-los com os prestadores de cuidados de saúde para garantir um tratamento e acompanhamento adequados. Terão também acesso a informações mais exactas sobre os estabelecimentos de saúde e os prestadores de serviços. Além disso, terão a possibilidade de aceder a serviços de saúde à distância através de teleconsultas e farmácia eletrónica. A NDHM permitirá que as pessoas disponham de informações exactas para poderem tomar decisões informadas e aumentar a responsabilidade dos prestadores de cuidados de saúde.

A NDHM dará às pessoas a possibilidade de acederem a serviços de saúde públicos e privados, facilitará o cumprimento das orientações e protocolos estabelecidos e assegurará a transparência dos preços dos serviços e a responsabilização pelos serviços de saúde prestados.

Do mesmo modo, os profissionais de saúde de todas as disciplinas terão um melhor acesso ao historial médico do paciente (com o necessário consentimento informado) para prescreverem intervenções de saúde mais adequadas e eficazes. O ecossistema integrado permitirá também uma melhor continuidade dos cuidados. A NDHM ajudará a digitalizar o processo de pedidos de reembolso e permitirá um reembolso mais rápido. Tal facilitará a prestação de serviços entre os prestadores de cuidados de saúde.

Ao mesmo tempo, os decisores políticos e os gestores de programas terão um melhor acesso aos dados, o que permitirá ao Governo tomar decisões mais informadas. Uma melhor qualidade dos dados a nível macro e microeconómico permitirá análises avançadas, a utilização de biomarcadores de saúde e melhores cuidados de saúde preventivos. Permitirão igualmente um acompanhamento geográfico e demográfico e uma tomada de decisões adequada para informar a conceção e reforçar a aplicação de programas e políticas de saúde. Por último, os investigadores beneficiarão grandemente da disponibilidade desta informação agregada, uma vez que poderão estudar e avaliar a eficácia de vários programas e intervenções. A NDHM facilitaria um ciclo de feedback abrangente entre investigadores, decisores políticos e prestadores de serviços.

- **Princípios orientadores**

A NDHM será concebida, desenvolvida, implantada, operada e mantida pelo Governo de acordo com os princípios orientadores estabelecidos na NDHB. Os princípios orientadores da NDHM são os seguintes

Princípios empresariais (princípios do domínio da saúde)

1. A NDHM será centrada e orientada para o bem-estar - Os centros de bem-estar e as equipas móveis de rastreio serão reforçados através do acesso em tempo real aos registos de saúde pessoais.

2. A NDHM educará e capacitará os indivíduos a recorrer a uma vasta gama de serviços de saúde e bem-estar - A sensibilização e a educação em massa serão promovidas através da utilização de plataformas adequadas e de uma carteira de aplicações de saúde.

3. Os sistemas NDHM serão concebidos para serem inclusivos - Os sistemas especializados serão concebidos para chegar às zonas "sem ligação", digitalmente analfabetas, remotas, montanhosas e tribais.

4. O NHDM garantirá a segurança e a privacidade desde a conceção - Será elaborada uma política nacional sobre a segurança dos sistemas de saúde e a privacidade dos

registos de saúde pessoais, em conformidade com o projeto de lei PDP de 2019. Todos os elementos constitutivos que requerem o tratamento de registos de saúde pessoais serão concebidos para cumprir essa política desde o início.

5. O NDHM será concebido para medir e mostrar o desempenho e a responsabilidade de todos os prestadores de serviços de saúde - O acompanhamento em tempo real do desempenho de todas as instituições e profissionais de saúde em relação aos KPIs acordados será feito a todos os níveis de serviço do sector da saúde e publicado.

6. A NDHM terá uma presença nacional e permitirá a portabilidade sem descontinuidades em todo o país através de um ID de saúde - identificador pessoal de saúde, com blocos de apoio, incluindo a adoção de normas de informação sobre saúde, desempenhará um papel fundamental na portabilidade nacional.

7. O ecossistema da NDHM será construído com base no princípio "Pensar em grande, começar em pequena escala, escalar rapidamente" - a NDHM adoptará uma combinação de estratégias como a adoção de uma abordagem minimalista para a conceção de cada bloco de construção, a definição de prioridades e a sequenciação do desenvolvimento/lançamento destes blocos e a conceção de uma arquitetura tecnológica que possa escalar horizontal e verticalmente de forma rápida e ágil.

- Princípios **tecnológicos**

  1. A NDHM será desenvolvida adoptando o quadro de arquitetura empresarial da Índia (IndEA) - A conceção dos blocos de construção da NDHM adoptará e estará em conformidade com o IndEA por defeito. Todos os esforços de conceção e desenvolvimento adoptarão o quadro IndEA ágil notificado pelo MeitY.

2. Todos os módulos e componentes da NDHM serão conformes a normas abertas, interoperáveis e baseados em produtos de software de fonte aberta e desenvolvimento de fonte aberta - A política em matéria de normas abertas e software de fonte aberta, notificada pelo MeitY, GI, será adoptada na conceção dos módulos e em todos os contratos públicos. A interoperabilidade será inerente a todos os módulos.

3. Será adoptada uma arquitetura federada em todos os aspectos da NDHM - Apenas os módulos principais identificados serão desenvolvidos e mantidos centralmente. Todos os outros módulos serão concebidos para serem operados num modelo federado que permita que as plataformas e sistemas regionais, estatais e institucionais

funcionem de forma independente mas interoperável. Tal como definido no NDHM, os dados serão federados e armazenados perto do ponto de geração.

4. O NDHM será um ecossistema baseado em API abertas - Todos os blocos de construção serão arquitectados adoptando a política de API abertas notificada pelo MeitY, GI e partilharão dados de acordo com as normas definidas no NDHB. A segurança e a privacidade serão integradas na conceção e no desenvolvimento das API, que devem ser objeto de auditorias de segurança e privacidade antes de serem implementadas.

5. Todos os principais sistemas herdados serão avaliados quanto à sua conformidade com os princípios da NDHB e aproveitados na medida do possível - A conformidade dos sistemas herdados com os princípios do projeto em ação e com os princípios Agile IndEA será avaliada através de uma ferramenta de avaliação adequadamente concebida para avaliar a conformidade atual e o esforço necessário para os integrar na NDHM. Só os sistemas antigos que passarem a fasquia serão autorizados a funcionar no ecossistema. No entanto, os dados úteis sobre os prestadores de cuidados de saúde, os laboratórios e os doentes disponíveis nas aplicações antigas serão aproveitados e utilizados na medida do possível, o que permitirá poupar tempo e esforço na recolha de novas informações.

6. Todos os componentes, blocos de construção, registos e artefactos da NDHM serão concebidos adoptando uma abordagem minimalista - A adoção fácil, precoce e colectiva do projeto em ação pela maioria será fundamental para o seu êxito. Por conseguinte, todos os componentes do projeto em ação serão concebidos de forma minimalista.

7. Todos os registos e outras bases de dados principais da NDHM serão construídos como fonte única de verdade em diferentes aspectos e apoiados por uma forte governação de dados - serão aplicados processos de validação rígidos a todos os "campos" obrigatórios, serão definidas claramente a propriedade e as responsabilidades para todas as bases de dados principais e serão criadas estruturas de governação de dados fortes e específicas a nível estatal e central.

- **Introdução ao âmbito de aplicação da NDHM**

A Missão Nacional de Saúde Digital implementará as componentes digitais fundamentais e comuns necessárias para os cuidados de saúde e torná-las-á acessíveis como bens públicos digitais tanto para o ecossistema público como para o privado. O projeto nacional de saúde digital identifica vários dos elementos de base que devem ser desenvolvidos. Os módulos estarão disponíveis como uma coleção de serviços baseados na nuvem. Cada serviço fornecerá apenas uma capacidade em vários serviços de saúde, acessível através de APIs abertas simples, com segurança incorporada desde a conceção e protocolos adequados de autenticação, autorização e acesso, de acordo com o NDHB e notificados periodicamente pelo Governo. Em conjunto, estes elementos criarão um quadro poderoso para permitir uma melhor prestação e gestão dos cuidados de saúde no país. Os pormenores sobre o Plano Nacional de Saúde Digital estão disponíveis em https://nha.gov.in/NDHB.

A NDHM terá de desenvolver um conjunto sólido de mandatos e de promoção para garantir a adoção nos ecossistemas de saúde pública e privado, a fim de ajudar a concretizar a visão de um ecossistema de saúde interoperável.

6.2 Dados de saúde

Os dados relativos à saúde são essenciais para criar uma visão holística dos indivíduos, personalizar os tratamentos, melhorar a comunicação entre os prestadores de cuidados e os indivíduos e obter melhores resultados em termos de saúde. Os dados de saúde podem ser classificados nas seguintes categorias:

1. Dados pessoais de saúde - Dados relativos a uma pessoa que contêm informações pormenorizadas sobre vários problemas de saúde e tratamentos. Inclui quaisquer dados com informações pessoalmente identificáveis de várias partes interessadas, por exemplo, profissionais de saúde.

2. Dados de saúde não pessoais - Inclui dados de saúde agregados, como o número de casos de dengue e dados de saúde anónimos, em que toda a informação pessoal identificável foi removida. Inclui também informações sobre instalações de saúde, medicamentos, etc., que não envolvem informações pessoalmente identificáveis.

Os prestadores de cuidados de saúde criam dados de saúde para os doentes/indivíduos durante cada encontro. A maioria dos prestadores de cuidados de saúde emite uma cópia física de um relatório de saúde aos doentes como parte do tratamento. Estes incluem normalmente relatórios de diagnóstico, resumos de alta, receitas médicas e notas clínicas. Os processos de internamento, como as notas de OT, não são atualmente partilhados, a menos que o doente o solicite. A Missão exigirá que os prestadores de cuidados de saúde partilhem uma cópia digital de quaisquer relatórios de saúde que sejam partilhados fisicamente com o doente, a fim de permitir a criação de registos de saúde longitudinais.

A Índia está a avançar rapidamente para a adoção de sistemas de software nos cuidados de saúde. Os tipos de software utilizados para gerir informações de saúde incluem:

1. Registos médicos electrónicos (EMR) - Trata-se de sistemas utilizados num hospital ou numa clínica para apoiar o diagnóstico e o tratamento dos doentes e que se centram nas transacções. O NDHM exige que estes sistemas sejam actualizados de modo a respeitarem as normas e a permitirem o acesso dos pacientes aos dados.

2. Registos de saúde electrónicos (RSE) - Os RSE contêm os registos de um doente de vários médicos e prestadores e são utilizados num sistema de saúde (por exemplo, num governo estatal) para prestar melhores cuidados aos doentes

3. Registos de saúde pessoais (PHR) - Os PHR permitem aos doentes compilar, atualizar e manter uma cópia dos seus próprios registos, o que os pode ajudar a gerir melhor os seus cuidados de saúde e a centrar-se na pessoa.

- **Arquitetura federada de** dados **de saúde**

1. O NDHM implementará um sistema federado de intercâmbio de registos de saúde que permitirá que os dados dos doentes sejam mantidos no local de prestação de cuidados ou no local mais próximo possível do local onde foram criados. Os registos de saúde serão acessíveis e partilháveis pelo paciente com o consentimento adequado e o controlo total dos registos permanecerá com o paciente. Para a gestão do consentimento, será adotado um quadro de consentimento digital adequado, de acordo com as normas especificadas pela NDHB (aproveitando, na medida do possível, o quadro de gestão do consentimento DigiLocker).

2. Para participar no sistema de registos de saúde federados, os prestadores de cuidados de saúde devem adotar software que lhes permita tornarem-se prestadores de informações de saúde (HIP), também conhecidos como fiduciários de dados de saúde. Trata-se de qualquer entidade que crie informações de saúde relativas a um utente e

esteja pronta a partilhá-las digitalmente com os utentes, adoptando um software conforme com as normas e políticas da NDHM. Os HIP conservarão uma cópia digital dos registos de saúde, tanto de internamento como de ambulatório, que emitem para os doentes, de acordo com a política. As actuais orientações emitidas pelo MoHFW exigem que os prestadores de cuidados de saúde guardem os registos médicos em formato digital indefinidamente.

3. Até que os serviços digitais se tornem obrigatórios, será necessária a manutenção de registos físicos. Embora exista a opção de um documento de identificação de saúde digital, se uma pessoa não quiser um documento de identificação de saúde, também deve ser permitido o tratamento.

4. As PEI terão de pedir aos doentes uma identificação de saúde, educar e criar identificações de saúde para os doentes conforme necessário, manter uma ligação entre a identificação de saúde e os documentos médicos que produzem e emitir os documentos médicos apenas com o consentimento do doente. Para se tornar uma PEI, o estabelecimento de saúde terá de se inscrever no registo de infra-estruturas de cuidados de saúde do NDHM (Registo de Estabelecimentos de Cuidados de Saúde).

5. Os utilizadores de informações de saúde (HIU) poderão solicitar os registos de saúde de um doente. Trata-se de qualquer entidade que pretenda consultar os registos de saúde de um indivíduo com o consentimento do mesmo, utilizando software compatível. Os sistemas EMR, os médicos e as aplicações que prestam aconselhamento aos doentes através da consulta dos registos de saúde terão de implementar as especificações das HIU. As HIU não podem obter quaisquer dados sem o consentimento do doente.

6. Muitas entidades que são IPS serão também AIH. No entanto, as duas têm responsabilidades largamente independentes com as suas próprias funções. Qualquer entidade que pretenda assumir um dos papéis terá de cumprir as diretrizes especificadas para ser uma PEI ou uma UIH. As HIP são fiduciárias dos dados de saúde que armazenam os registos de saúde dos indivíduos, enquanto as HIU são os indivíduos/organizações que solicitam o acesso aos dados de saúde e obtêm o mesmo se o indivíduo der o seu consentimento.

- **Formatos e adoção de normas para os** dados **de saúde**

1. O NDHB recomendou várias normas de dados de saúde para adoção e utilização, incluindo FHIR-R4, SNOMED-CT, LOINC, ICD10/11, conforme exigido e notificado periodicamente pelo Governo. A atual adoção de normas é extremamente deficiente entre os prestadores de cuidados de saúde. A Missão seguirá uma via que permita a adoção gradual das normas pelos PSI.

2. As HIPs têm de partilhar com os pacientes uma versão digital de qualquer documento já entregue ao paciente, como a. Relatórios de diagnóstico - microbiologia, patologia e radiologia b. Resumos de alta - para todos os tratamentos de internamento c. Notas clínicas - para encontros de internamento e de ambulatório d. Receitas - medicamentos, óculos e. Registos de imunização

3. A NDHM publicará os formatos a utilizar pelas HIPs para cada um destes documentos. Idealmente, as HIPs devem partilhar os documentos em normas compatíveis com o formato de recurso FHIR-R4. Durante um período inicial, a conceção permitirá que os ficheiros PDF e de imagem existentes sejam partilhados num invólucro de recurso FHIR-R4. Prevê-se que as técnicas modernas de inteligência artificial (IA), capazes de extrair informações pertinentes destes formatos de registos de saúde existentes, fiquem rapidamente disponíveis e ajudem os PEI nesta transição para as normas. O NDHM controlará a fiabilidade dos sistemas de IA, estabelecendo orientações e normas. 4. Espera-se que esta abordagem de adoção garanta que os doentes e os médicos tenham acesso aos registos de saúde nos formatos actuais a que estão habituados e que, com o tempo, migrem gradualmente para um formato de documento baseado em normas.

Anonimização e agregação de dados de saúde Cada PEI produzirá também dados de saúde agregados, por exemplo, o número de casos de dengue ou o número de PTCAs realizadas em cada dia. Esta alimentação de dados agregados passará a fazer parte da arquitetura da Análise Nacional de Saúde. "Anonimização", no que diz respeito aos dados pessoais, significa o processo irreversível de transformar ou converter dados pessoais numa forma em que o responsável pelos dados (proprietário/indivíduo) não possa ser identificado. A NDHB recomenda a disponibilização de um serviço de anonimização que possa ser utilizado pelos HIPs para anonimizar os dados o mais próximo possível da fonte. Os dados de saúde não pessoais, tanto agregados como anonimizados, são muito importantes para o desenvolvimento do ecossistema de saúde. A classificação dos dados em pessoais/não pessoais estará ligada à Lei de Proteção de Dados Pessoais de 2019.

Quadro jurídico dos dados de saúde

As leis, regras e regulamentos relativos aos dados pessoais de saúde são predominantemente abrangidos pelo projeto de lei de proteção de dados pessoais de 2019, atualmente em curso no Parlamento. O quadro geral da NDHM será alinhado com o quadro do projeto de lei sobre a proteção dos dados pessoais. O projeto de lei contém disposições para a emissão de regulamentos sectoriais específicos que são fundamentais para a implementação da NDHM. O intercâmbio federado de registos de saúde foi concebido para estar em conformidade com as disposições do projeto de lei. O Governo criou um comité para analisar a regulamentação necessária para a utilização de dados não pessoais. As recomendações deste comité farão parte integrante da finalização das políticas relacionadas com o acesso a dados de saúde não pessoais como parte da NDHM e serão retomadas na Fase 2/3 da implementação da NDHM.

1. Os registos de saúde ao abrigo da NDHM são assinados digitalmente e são equivalentes aos registos em papel ao abrigo da Lei das TI e podem ser utilizados em situações jurídicas como os processos médico-legais. Prevê-se que determinados tipos de utilização de dados pessoais de saúde sejam proibidos, mesmo que os dados tenham sido fornecidos com consentimento - por exemplo, a utilização de dados para promoções comerciais. A lista desses casos de utilização será finalizada pelo NDHM em consulta com o MoHFW e outras partes interessadas.

2. Princípios subjacentes à gestão dos dados de saúde

Os elementos que se seguem fazem parte da conceção do ecossistema de registos de saúde federados:

a. Propriedade individual: Todos os registos e respectivos componentes serão propriedade e controlados por indivíduos - os HIPs serão fiduciários dos dados. Cacifos de saúde: Os doentes terão a opção de manter uma cópia dos seus registos no seu próprio armazenamento na nuvem, denominado Health Lockers. Os doentes terão a possibilidade de guardar todos os registos ao longo da sua vida nestes cacifos. Existirão vários cacifos de saúde que darão aos doentes uma escolha adequada e segurança. A iniciativa DigiLocker do NeGD e do MeitY será a escolha prioritária para os cacifos de saúde, embora os indivíduos possam também considerar outras opções, com a devida conformidade, tal como definido na NDHB. A Digilocker facultará aos utilizadores o acesso aos seus registos de saúde electrónicos e fornecerá igualmente uma instância da Digilocker como cacifo de saúde e uma infraestrutura de armazenamento para o efeito, se o MoHFW assim o exigir. O Governo pode igualmente prever uma infraestrutura informática adequada, incluindo o armazenamento para os cacifos de saúde, consoante a escolha preferida.

b. Partilha com base no consentimento: Os registos de saúde serão acessíveis e partilháveis pelo doente com o consentimento adequado, e o controlo total dos registos permanecerá com o doente. Será adotado o quadro de consentimento digital adequado (aproveitando, na medida do possível, o quadro de gestão do consentimento DigiLocker) para a gestão do consentimento. A conceção suporta o consentimento delegado (por exemplo, de um membro da família) e os consentimentos considerados (emergências médicas tratadas por um médico ou requisitos específicos de agências de aplicação da lei devidamente autorizadas).

c. Revogação de consentimentos: Espera-se que as HIUs implementem as regras especificadas no consentimento, incluindo as limitações de tempo. Os indivíduos terão o direito de rever e revogar qualquer consentimento que tenha sido emitido. As HIUs devem implementar a revogação e fornecer uma confirmação ao utilizador.

d. Partilha parcial: As pessoas terão o direito de partilhar apenas uma parte do seu registo com os médicos, de acordo com a sua vontade. No entanto, nesse caso, os médicos serão informados de que lhes estão a ser fornecidas informações parciais e podem avisar o doente de que a capacidade de tratamento pode ser limitada devido à falta de informações completas.

e. Voluntária: A inscrição nos PHRs será voluntária e, mesmo após a inscrição, o doente terá o direito de optar por não participar. As ligações aos seus documentos nas DPI serão eliminadas.

f. Registos dos regimes governamentais: Os regimes governamentais - tais como PMJAY, NIKSHAY - actuarão como HIPs e emitirão quaisquer registos médicos do regime para os PHRs dos doentes.

g. Atualização de um registo de saúde emitido: Se um prestador de cuidados de saúde decidir atualizar um registo de saúde já emitido, o registo original e uma pista de auditoria da alteração estarão disponíveis para o doente.

h. Dados gerados pelo utilizador: Os utilizadores podem adicionar leituras da IoT e de outros dispositivos, como os wearables, ao seu PHR. Os dados serão armazenados no cacifo de saúde, que pode funcionar como um HIP para o utilizador. Todos os dados adicionados pelo utilizador serão rotulados de forma clara e separada para garantir que os prestadores de cuidados possam diferenciar os dados gerados por outros prestadores dos dados adicionados pelo utilizador.

i. Partilha de dados de saúde: Os doentes serão autorizados a partilhar dados de saúde com qualquer HIU mediante consentimento.

j. Queixas: Os utilizadores terão a possibilidade de apresentar queixas sobre a utilização indevida e de resolver quaisquer problemas.

k. Esquecer os meus dados: Os utilizadores podem optar por não associar os seus registos aos HIPs, mas não podem pedir aos HIPs que apaguem os seus dados. Os HIPs são obrigados a armazenar os dados dos utilizadores durante o período exigido por lei. Os utilizadores só podem eliminar os dados carregados pelo utilizador ou a cópia dos registos que têm no seu cacifo de saúde. Os dados anónimos dos indivíduos serão mantidos e continuarão a estar disponíveis para fins de saúde pública, por exemplo, investigação epidemiológica ou sobre o peso das doenças, etc.

l. Federado: A conceção garante que os dados dos doentes serão mantidos no local de prestação de cuidados ou no local mais próximo possível do local onde foram criados, sem um repositório centralizado. Mesmo os repositórios de dados dos CDI serão uma coleção de ligações ou URIs, mas não uma coleção de registos de saúde. Isto melhora a privacidade e a segurança. As organizações que tencionam ser PDI serão obrigadas a seguir as normas mínimas definidas pela NDHM, incluindo a segurança, a privacidade e o armazenamento de dados. O armazenamento e a segurança dos sistemas tecnológicos de proteção da saúde farão parte da certificação global a realizar pelo STQC, MeitY, como se explica mais adiante no documento.

m. Escolha dos visualizadores de registos de saúde: A iniciativa DigiLocker do NeGD, MeitY deve ser uma das escolhas preferidas do Governo como visualizador de registos de saúde, para além da aplicação de saúde a ser criada como parte dos módulos de construção pelo Governo.

Além disso, estarão amplamente disponíveis outras aplicações front-end para visualizar os registos de saúde e a escolha da aplicação caberá ao indivíduo; estas aplicações gerirão os mecanismos de consentimento, a partilha e a apresentação das informações e garantirão a segurança em colaboração com os HIP e outros intermediários. Será assegurada a inexistência de conflitos de interesses e uma forte proteção dos PHR contra a utilização não autorizada, através de um quadro técnico e regulamentar. Os dados originais permanecerão junto da fonte, tendo o indivíduo o direito de conservar cópias electrónicas offline, se necessário. O indivíduo terá a propriedade e o controlo da ligação dos seus registos de saúde. As aplicações front-end não serão autorizadas a descarregar e armazenar os PHR dos doentes e a criar os seus próprios repositórios. Também não serão autorizadas a utilizar os dados dos doentes para fins publicitários, comerciais ou de definição de perfis. O Governo pode também prever infra-estruturas informáticas adequadas, incluindo o armazenamento em cacifos de saúde, como opção preferencial.

Dados de saúde: Registos pessoais de saúde

1. A NDHM promoverá uma arquitetura federada de registos de saúde pessoais (PHR). Prevê-se que os sistemas de saúde públicos e as grandes empresas organizadas sejam os primeiros a adotar esta arquitetura, sendo provável que demore algum tempo a abranger na rede os hospitais, clínicas e centros de diagnóstico mais pequenos. Para garantir o mesmo, a NDHM seguirá uma abordagem holística e terá em conta, na medida do possível, todos os tipos de sistemas de saúde. O registo de saúde pessoal (PHR) será um registo longitudinal para cada indivíduo no sistema, incluindo todos os dados de saúde, relatórios laboratoriais, detalhes de tratamento, resumos de alta, etc.,

relacionados com um episódio ou um conjunto de episódios, numa ou em várias instalações.

2. Os HIP, ou seja, os estabelecimentos que prestaram os serviços, mantêm uma parte de cada registo individual. Todos os dados de saúde serão disponibilizados ao indivíduo através do Registo de Saúde Pessoal e o indivíduo terá todo o direito de permitir a partilha ou o acesso aos mesmos através do quadro de gestão do consentimento finalizado.

3. O indivíduo poderá visualizar o conteúdo dos seus registos de saúde através de uma interface Web e de uma aplicação móvel. O acesso só será facultado depois de o utilizador se autenticar utilizando qualquer um dos métodos de autenticação suportados pelo ID de saúde subjacente. A partilha de registos de saúde só deve ser permitida com consentimento. As aplicações devem respeitar o consentimento (tempo, acesso, etc.) dado pelo indivíduo e as regras e regulamentos conexos.

4. O Governo fornecerá apenas plataformas, portas de entrada ou sistemas para que os vários intervenientes se liguem entre si. Cada indivíduo/instituição terá a opção de armazenar os documentos na plataforma que desejar. Nunca será obrigatório que os registos sejam mantidos apenas nos servidores do Governo. No entanto, o Governo assegurará que os indivíduos possam obter os serviços a custo zero/baixo, se pretendido, também através de plataformas governamentais. Mesmo nesses sistemas públicos, o Governo guardá-los-á na sua qualidade de fiduciário. O conflito de interesses e a proteção do PHR contra a utilização ou o acesso não autorizado por qualquer entidade serão controlados e regulamentados através de orientações e de um mecanismo de aplicação a emitir pela NDHM.

5. Será dada a todos a opção de utilizar os serviços do sector público ou privado para armazenar os seus dados de saúde à sua escolha, sendo o indivíduo o principal proprietário dos seus próprios dados de saúde. Os registos de saúde pessoais estarão sempre à disposição do indivíduo.

6.3 ID de saúde

É importante normalizar o processo de identificação de um indivíduo entre os prestadores de cuidados de saúde. Esta é a única forma de garantir que os registos médicos criados são emitidos para o indivíduo correto ou acedidos pela HIU através do consentimento adequado.

Todos os doentes que desejem ter os seus registos de saúde disponíveis em formato digital devem começar por criar um ID de saúde. Cada ID de saúde será associado a um gestor de consentimento de dados de saúde. É provável que estejam disponíveis vários gestores de consentimento de dados de saúde para os doentes escolherem. O ID de saúde será concebido de modo a não exigir um cartão físico. Os prestadores de cuidados de saúde poderão procurar rapidamente um ID de saúde pesquisando no ID, pseudónimo, telemóvel ou número Aadhaar. Os cartões de saúde podem ser apresentados em formato de cartão eletrónico e emitidos aos doentes que deles necessitem.

Será promovida a identificação única de saúde. No entanto, a criação de um ID único de saúde baseado na autenticação Aadhaar não pode ser obrigatória para todos. O conceito de continuidade dos registos, a possibilidade de recuperação da identificação e a possibilidade de recuperação no caso de um doente inconsciente serão incluídos na conceção.

Para as pessoas que pretendam beneficiar dos regimes de subsídios do Governo (tal como notificado nos termos do artigo 7.º da Lei Aadhaar) e que estejam dispostas a fornecer o Aadhaar, será gerado um ID único de saúde com base no Aadhaar, de acordo com as disposições legais e regulamentares aplicáveis.

Para as pessoas que não pretendem beneficiar de regimes de subsídios do governo, o ID de saúde pode ser gerado depois de tomadas as devidas precauções para verificar a identidade utilizando o correio eletrónico, o número de telemóvel ou qualquer prova de identidade fiável emitida pelo governo. Nestes casos, estará disponível um fator/bandeira distintivo no backend, associado ao ID de saúde.

Será possível associar os documentos de identificação de uma pessoa. As pessoas devem ser encorajadas a associar estes documentos ou a obter um ID de saúde único e a obter um ID de saúde único baseado no Aadhaar.

As políticas relativas à emissão de ID de saúde serão concebidas para garantir

1. Não negação de serviços de saúde a ninguém, em qualquer cenário

2. Não há margem para erros médicos resultantes de uma identificação incorrecta do doente

A ID de saúde deve ser gerada principalmente nas unidades de saúde ou durante o primeiro contacto do doente com as unidades de saúde. A ID de saúde também pode ser emitida em organizações que possam trabalhar com a população em geral, por exemplo, CSC, regimes como PMJAY, CGHS, etc., e auto-registo com meios de autenticação e autorização adequados, com os devidos controlos e balanços.

Deve existir um mecanismo adequado para criar uma identificação de saúde no sistema antes da sua aplicação. O Aadhaar deve ser associado a todas as prestações do Estado concedidas à pessoa em causa, tornando-o único. No entanto, para as pessoas que não beneficiam de qualquer prestação do Estado, podem ser disponibilizadas opções alternativas.

- **Criação de ID de saúde**

1. Qualquer hospital público, centro de saúde comunitário ou centro de saúde e bem-estar em toda a Índia ou qualquer prestador de cuidados de saúde incluído no registo de infra-estruturas de saúde poderá ajudar uma pessoa a obter um cartão de saúde. Os doentes também podem obter um ID de saúde através do auto-registo num telemóvel ou numa aplicação Web. Para criar o ID, o indivíduo terá de fornecer as suas informações individuais, demográficas e de contacto básicas ao gestor de autorizações do centro de saúde em causa.

2. Os ID de saúde terão de ser autenticáveis digitalmente para permitir que os doentes dêem o seu consentimento informado. Uma opção é associar o ID de saúde ao Aadhaar, o que alargará as formas de autenticação para o consentimento informado - incluindo a autorização biométrica, facial ou baseada em OTP. O ID de saúde será utilizado para identificar as pessoas de forma única, autenticá-las e fazer o cruzamento dos seus registos de saúde (apenas com o consentimento informado do doente) entre múltiplos sistemas e partes interessadas.

3. O Governo notificará a utilização do Aadhaar para os cuidados de saúde ao abrigo da secção 4 da Lei Aadhaar. Os regimes de saúde que impõem a utilização do Aadhaar terão de notificar os seus regimes ao abrigo da secção 7 da lei.

- **ID da saúde nos** programas **governamentais**

A Health ID será oferecida como um serviço com um conjunto de APIs. Todos os programas de saúde governamentais, notificados ao abrigo das disposições legais aplicáveis, são obrigados a integrar-se no serviço e a emitir ID de saúde como parte dos seus programas. Isto garantirá que as informações de saúde provenientes da visita a instalações de saúde pública e as que estão a ser recolhidas através de vários programas de saúde como RCH, NIKSHAY, NCD, PMJAY serão incluídas no registo de saúde longitudinal dos doentes. A obtenção de um cartão de saúde não significa a inclusão de todas as prestações ao abrigo dos regimes. A elegibilidade para um regime específico, como o PM-JAY, será verificada e associada à respectiva identificação de saúde. Espera-se que todos os regimes de seguro de saúde do Governo adoptem e associem o ID de saúde para efeitos de ligação das prestações.

- **Ligação da identificação de saúde com os membros da família**

1. A possibilidade de ligar cada ID de saúde aos ID de saúde dos familiares do titular, incluindo filhos, cônjuge, irmãos e pais, será explorada no âmbito do quadro jurídico. A ligação levaria a que ambos os ID actualizassem a sua relação entre si. As ligações são importantes nos casos em que é necessário o consentimento delegado, a doação de órgãos ou o historial médico da família. As orientações sobre o quadro jurídico e regulamentar serão retiradas do MoHFW e do MeitY. O serviço de ID de saúde permitirá que os utilizadores mantenham, personalizem, apaguem e actualizem as informações e o estado de relacionamento das pessoas que constam da lista como membros da família.

Registos de saúde Os registos de saúde são os principais elementos constitutivos da NDHM. São os dados principais de todas as entidades do ecossistema, incluindo médicos, hospitais, clínicas, laboratórios, farmácias e companhias de seguros. Estes registos fornecem a informação básica sobre estas entidades, garantem a fiabilidade da informação de saúde gerada como um Sistema de Registo (SoR) e aumentam a responsabilidade dos prestadores de cuidados de saúde.

6.4 Proprietários de domínios e tecnologias para registos de saúde

Todos os registos de saúde terão dados públicos - acessíveis através de APIs abertas - e dados consentidos - dados pormenorizados disponíveis apenas com o consentimento informado da entidade subjacente. Cada Registo Principal terá um proprietário de domínio que será responsável pela definição das regras e políticas relativas à forma como uma entrada é acrescentada ou modificada no Registo Principal. O proprietário do domínio será também responsável por garantir a salvaguarda dos principais atributos dos Registos (por exemplo, valores únicos, exaustividade).

Os possíveis proprietários de domínios para os Registos principais incluem:

> a. Registo dos médicos: Conselho Nacional de Medicina/MCI/CCIM
>
> b. Registo de seguradoras: IRDAI
>
> c. Registo de Farmácia: Conselho de Farmácia da Índia
>
> d. Médicos dentistas - Dental Council of India,
>
> e. Médicos AYUSH - Organismos competentes do Ministério da AYUSH

Os proprietários do domínio serão os principais responsáveis pela definição de regras, políticas e direitos relacionados com os dados. Os dados residirão num modelo federado, incluindo nos Estados e UTs, tal como definido na NDHB. Enquanto proprietária da tecnologia dos Registos, a NDHM será responsável pelo desenvolvimento da tecnologia, pela gestão dos requisitos comerciais e pelo trabalho com as várias partes interessadas. Assegurará igualmente a conceção de todos os registos, permitirá API abertas com segurança, partilhará os conhecimentos adquiridos e servirá de ponto de interação único para os utilizadores dos registos.

- **Princípios subjacentes aos registos de saúde**

Os registos devem ser cuidadosamente concebidos com processos sólidos para garantir

a. Valores únicos: sem duplicados

b. Valores completos: não há valores em falta (para que QUALQUER transação possa ser descrita)

c. Auto-manutenção: as entidades podem inscrever-se e atualizar as informações elas próprias

d. Não repudiável: A fonte de cada atributo é visível; todas as alterações são assinadas digitalmente

e. Acesso em camadas: Demarcação clara dos dados públicos e privados; acesso baseado no consentimento para os dados privados

f. Esquema extensível: Apenas dados mínimos nos registos; permitir que as partes interessadas do ecossistema forneçam dados alargados

g. APIs abertas: Os dados públicos dos registos serão acessíveis através de API abertas, com segurança. Estes podem também ser publicados na autoestrada nacional de dados (NDH) para garantir um acesso fácil a outras plataformas digitais que estão a ser implementadas por vários departamentos governamentais;

h. Benefícios alinhados: Garantir a adoção de casos de utilização que mantenham os dados actualizados;

- **Registo da mão de obra no sector da saúde**

1. O registo da mão de obra no sector da saúde abrangerá médicos, enfermeiros, pessoal paramédico, ASHA e muitos outros quadros da mão de obra no sector da saúde. A NDHM desenvolverá estes registos de forma faseada, começando pela plataforma DigiDoctor, incluindo os médicos da AYUSH.

2. Para serem bem sucedidos, os Registos têm de ser úteis para as entidades inscritas no Registo (por exemplo, médicos ou hospitais), bem como para outros membros do ecossistema (por exemplo, doentes, seguradoras ou decisores políticos). A utilidade para os membros desse Registo (ou auto-utilidade) é fundamental, uma vez que os Registos têm de ser auto-mantidos e actualizados - algo que é muito difícil de fazer por terceiros.

- **Registo de Estabelecimentos de Saúde**

1. O registo de estabelecimentos de saúde consistirá num registo e num identificador único para cada estabelecimento de saúde no país - hospitais, clínicas, centros de diagnóstico, farmácias, etc. Na fase 1, está previsto que a NHA implemente o mesmo registo para hospitais, hospitais AYUSH, farmácias e laboratórios.

2. Os prestadores de cuidados de saúde terão facilidade em fazer negócios, uma vez que uma entrada verificada no registo lhes permitirá candidatar-se em linha a várias licenças, como a autorização de poluição, AERB, licenças de medicamentos/farmácia, PNDT, gestão de resíduos médicos, etc. O registo também permitirá a inscrição sem papel em regimes governamentais e seguros privados, uma vez que um registo normalizado das instalações pode ser partilhado a partir do registo com o consentimento. O registo irá:

a. Permitir que os hospitais e as clínicas de diagnóstico participem no ecossistema de saúde digital;

b. Permitir que os estabelecimentos de saúde possam assinar eletronicamente acordos, formulários de pedidos de reembolso e documentos relacionados com pagamentos;

c. Manter referências aos códigos ROHINI, NIN e NHRR para assegurar a ligação dos dados;

d. Assegurar que o conteúdo é único e que existe apenas uma entrada para cada estabelecimento único. O sistema incluirá métodos para garantir que não possam ser criados registos duplicados. O registo armazenará as informações sobre as instalações;

e. Disponibilizar informações pormenorizadas sobre a instalação em formato normalizado de leitura ótica; e

f. Oferecer um conjunto de API para que as aplicações consultem, adicionem, actualizem e verifiquem os dados presentes para cada fornecedor.

- Alegações **de saúde**

À medida que a Índia se aproxima da UHC, uma parte maior dos custos de saúde da população será coberta pelos pagadores. O processamento eficiente dos pedidos de indemnização de saúde tornar-se-á, assim, um requisito fundamental no ecossistema de saúde. A NDHM adoptará a recomendação do grupo de trabalho conjunto IRDAI NHA sobre a criação de uma infraestrutura comum de TI para o sector; no âmbito deste processo, a NDHM

1. Definir e adotar um formulário normalizado de pedido de reembolso eletrónico que possa ser utilizado para qualquer pedido de reembolso de seguro de saúde - público (PMJAY, CGHS, etc.) ou privado (retalho/grupo). O formato do pedido de indemnização eletrónico seria derivado das normas FHIR-R4 utilizadas a nível mundial.

2. Criar uma plataforma de pedidos de indemnização no domínio da saúde (HCP) como um bem público em que os prestadores de cuidados de saúde (por exemplo, hospitais, laboratórios ou centros de cuidados primários) apresentem os seus pedidos de indemnização electrónicos e os pagadores (seguradoras e TPA) recebam os pedidos de indemnização electrónicos através de API normalizadas. O HCP fornecerá um

conjunto de serviços digitais que garantirão que o sector possa passar a utilizar normas comuns para o processamento de pedidos de reembolso.

3. Simplificar o processo de inscrição dos prestadores de cuidados de saúde e torná-lo sem papel, adoptando um formulário eletrónico normalizado. O formulário eletrónico conterá informações pormenorizadas sobre as especialidades, as infra-estruturas e os recursos humanos disponíveis num estabelecimento de saúde. O registo dos estabelecimentos de saúde armazenará e partilhará os formulários electrónicos com as entidades pagadoras e os TPA, mediante autorização.

4. Assegurar que a plataforma de pedidos de indemnização no domínio da saúde respeite o conjunto de princípios de conceção estabelecidos na NDHM, incluindo a garantia de não repúdio das fontes dos pedidos e das decisões de adjudicação, a verificabilidade e a explicabilidade das decisões, uma forte privacidade e cifragem dos dados, a partilha de dados com base no consentimento, a dependência de API abertas com segurança desde a conceção e normas abertas, a utilização de esquemas extensíveis/flexíveis legíveis por máquina e um modelo financeiro para incentivar a concorrência e a inovação por parte dos fornecedores de software.

6.5 Análise **de dados de saúde**

Espera-se que todos os prestadores de informações de saúde gerem dados agregados sobre as informações de saúde que estão a ser geridas por eles na arquitetura federada. Será desenvolvida uma plataforma de análise de dados de saúde que subscreverá os dados agregados de todos os PEI, sob reserva do cumprimento das políticas e disposições legais aplicáveis em matéria de privacidade e proteção de dados. Prevê-se que os feeds de dados sejam actualizados todos os dias para quaisquer dados incrementais em relação aos dados anteriores. Podem ser criados lagos de dados federados para gerir este fluxo de dados agregados, com os Estados a subscreverem os LHDR do seu próprio Estado e o Centro a subscrever todos os LHDR do país.

Estarão disponíveis ferramentas analíticas avançadas, incluindo capacidades de visualização GIS, para gerar uma grande variedade de relatórios úteis para os decisores políticos, investigadores e público em geral. As ferramentas serão disponibilizadas às equipas de analistas de dados que trabalham tanto no Centro como nos Estados. Os dados da plataforma analítica também serão disponibilizados a qualquer parte interessada ao abrigo da política de partilha de dados do NDHM, seguindo todas as leis, regras e regulamentos relevantes a serem desenvolvidos pelo MeitY e pelo MoHFW. Tal será coerente com os quadros NDSAP, PDP e não PDP. A análise de dados de saúde utilizará principalmente dados anónimos.

6.6 Rede **aberta** de **telemedicina e de farmácia eletrónica**

A NDHM alargará o acesso aos serviços de cuidados de saúde através de um modelo que permite a criação de aplicações dos sectores público e privado. Ao contrário dos agregadores, isto permitirá um quadro de utilização mais inclusivo para as plataformas digitais de cuidados de saúde. O princípio fundamental será a criação de um motor centralizado, criado, detido, operado e gerido pelo Governo, para normalizar e institucionalizar o back-end central dos serviços de cuidados de saúde digitais, como a telemedicina e a farmácia eletrónica, e abrir as aplicações de consumo do front-end - o que irá dissociar o motor central das inovações do lado das aplicações do front-end. Esta medida terá as seguintes vantagens:

1. A propriedade e o controlo do motor central estão com o Governo para garantir a responsabilização, mas, ao mesmo tempo, aumentam a escolha do consumidor através da disponibilidade de múltiplas aplicações para o consumidor.

2. Disponibilidade aberta para participar no ecossistema digital de cuidados de saúde, com escolha de plataformas tecnológicas para todos os tipos de prestadores de serviços (médicos individuais, farmácias de pequena dimensão, etc.), independentemente da sua dimensão e capacidade.

3. Totalmente interoperável, permitindo aos consumidores pagar a qualquer prestador de serviços de saúde através de qualquer aplicação.

4. Maior inovação - muitas aplicações, muitas línguas, muitos dispositivos, opções de pagamento automático/assistido.

5. Muitos intervenientes no mercado devido à abertura do mercado digital Isto também ajudará a implementar a ideologia dos serviços de valor acrescentado, tal como definida na NDHB.

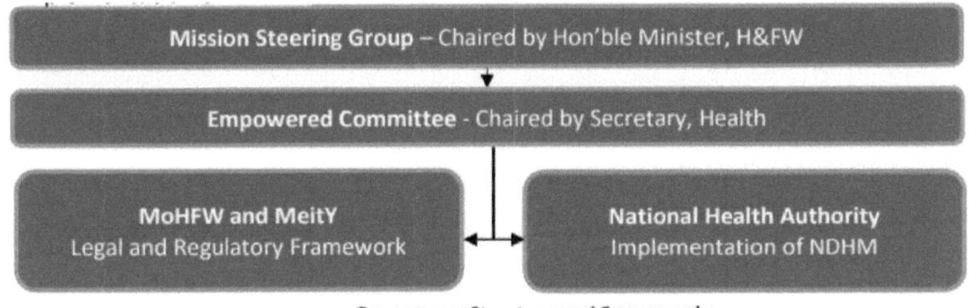

Governance Structure and Framework

Figura 6.2 Estrutura e quadro de governação A NDHM é uma iniciativa de colaboração entre muitos ministérios/departamentos. Dadas as interligações e a abrangência da Missão, propõe-se a seguinte estrutura de governação para a implementação da NDHM:

De acordo com o Plano Nacional de Saúde Digital, a missão manterá dois braços separados - um para a regulamentação e outro para a implementação e gestão operacional. Estes trabalharão no âmbito de um quadro de governação definido, com funções e responsabilidades a vários níveis da NDHM, como se sugere a seguir:

6.7 Grupo **Diretor da Missão**

1. O Grupo Diretor da Missão será criado sob a presidência do Ministro da Saúde e do Bem-Estar da Família e supervisionará e orientará a Missão. Será composto pelos seguintes membros:

  a. Ministros (MeitY, WCD, Justiça Social e Empoderamento, AYUSH)

  b. Conselheiro Científico Principal

  c. Saúde dos Membros (NITI Aayog)

  d. Secretários (H&FW, MeitY, Despesas)

  e. DIRECTOR EXECUTIVO (NHA)

  f. Secretário Adjunto (Saúde)

  g. Diretor Executivo Adicional/Diretor de Missão NDHM

  h. Outros membros (se necessário, com autorização do Presidente)

- Comité **habilitado**

1. O comité habilitado será criado sob a presidência do Secretário da Saúde e do Bem-Estar da Família. O Comité tomará as decisões políticas necessárias, ajudará a Missão a coordenar-se com as diferentes partes interessadas e colaborará com os diferentes ministérios e departamentos para assegurar a sua participação na NDHM. Também supervisionará a implantação da Missão em todas as partes do país e a população de vários diretórios. O comité será composto pelos seguintes membros

a. Diretor Executivo (NITI Aayog)

b. Secretários (WCD, MeitY, Justiça Social e Empoderamento, AYUSH, Despesas, DHR)

 c. Diretor Executivo, NHA

d. DGHS

e. DG NIC

f. Secretário Adjunto (eHealth) Grupo Diretor da Missão - Presidido pelo Ministro, H&FW Comité Empoderado - Presidido pelo Secretário, Saúde MoHFW e MeitY Quadro Jurídico e Regulamentar Autoridade Sanitária Nacional Implementação da NDHM

g. Diretor Executivo Adicional/Diretor de Missão NDHM

h. Outros membros (se necessário, com autorização do Presidente)

6.8 Ministério da Saúde e do Bem-Estar Familiar

1. O MoHFW fornecerá supervisão e orientação gerais para a implementação da NDHM à Autoridade Nacional de Saúde. Além disso, o Ministério trabalhará igualmente no sentido de criar um quadro jurídico e regulamentar para a NDHM e ajudará a NHA a coordenar-se com os Estados/UTs e o sector privado para garantir a sua participação na NDHM[34] . O Ministério emitirá igualmente as instruções necessárias para a adoção da NDHM por todas as iniciativas relacionadas com a saúde em todo o país.

6.9 Ministério da Eletrónica e das Tecnologias da Informação

1. O MeitY trabalhará com o MoHFW para criar um quadro jurídico e regulamentar para a NDHM, sempre que necessário e relacionado com o MeitY. Além disso, o MeitY desempenhará um papel fundamental na prestação de orientações sobre o quadro tecnológico adequado, na utilização correta dos serviços digitais e nas tecnologias emergentes em todo o mundo.

6.10 Autoridade **Sanitária Nacional**

1. A NHA liderará a implementação da NDHM e coordenará com diferentes ministérios/departamentos do Governo da Índia, governos estaduais e organizações do sector privado/sociedade civil. Um funcionário com a categoria de secretário adicional/secretário adjunto será colocado a tempo inteiro como diretor de missão da NDHM para supervisionar as operações e a execução.

2. A NHA terá as seguintes responsabilidades fundamentais

a. Liderança administrativa e técnica da Missão Nacional de Saúde Digital

b. Propor apoio político, conforme necessário, ao Grupo Diretor da Missão, ao Comité Empoderado e ao MoHFW

c. Desenvolvimento de modelos para o autofinanciamento da Missão Nacional de Saúde Digital

d. Aplicar as políticas e decisões aprovadas pelo Grupo Diretor da Missão e pelo Comité Empoderado

e. Coordenação com o MoHFW e os Estados/UTs

f. Colaborar com todas as partes interessadas, incluindo o sector privado e as organizações da sociedade civil, e desenvolver parcerias estratégicas para atingir os objectivos da NDHM

g. Resolução de questões técnicas e operacionais

h. Recrutamento de recursos do Governo e do sector privado a taxas de mercado competitivas

i. Gestão das operações quotidianas da NDHM

j. Reforço das capacidades dos vários intervenientes em matéria de informática no domínio da saúde Pormenores do apoio necessário de outros ministérios/organizações.

6.11 Metodologia de implementação faseada

A Missão seguirá a abordagem "Think Big, Start Small, Scale Fast". Isto permitirá uma implementação rápida e ágil e proporcionará uma aprendizagem contínua. A implementação da NDHM processar-se-á em três fases.

A fase 1 incluirá um projeto-piloto nos seguintes domínios, com um total de 5 serviços (+2 serviços com autorização regulamentar)

1. Ilhas Andaman e Nicobar

2. Chandigarh

3. Dadra e Nagar Haveli e Damão e Diu

4. Lakshadweep

5. Ladakh

6. Puducherry

A fase 2 será o desenvolvimento do projeto-piloto em outros Estados e a expansão do leque de serviços. A fase 3 terá como objetivo a implantação a nível nacional, a operacionalização e a convergência com todos os regimes de saúde na Índia, bem como a promoção, a integração e a aceitação da NDHM em todo o país.

Fase 1: Implantação nos Territórios da União

1. No âmbito do projeto-piloto, a NDHM preparará as plataformas tecnológicas até 15 de agosto de 2020 e desenvolverá as capacidades das partes interessadas nos territórios da União selecionados para começarem a utilizar o ID de saúde federado, o PHR e os registos. A abordagem de implementação será escalonada por natureza.

a. Com a conclusão do desenvolvimento, serão iniciados testes de campo do produto em instituições públicas e privadas selecionadas.

b. Inicialmente, as instituições públicas de grande dimensão, bem como os principais prestadores privados de serviços de saúde nas UT especificadas, serão integrados nas plataformas.

c. Os artefactos e blocos de construção existentes que fazem parte do quadro da IndEA serão aproveitados na medida do possível, garantindo a sua conformidade com os princípios e orientações fundamentais da NDHM.

d. Subsequentemente, será iniciada a expansão em todos os territórios ultraperiféricos de uma forma calendarizada, ou seja, paralelamente, será dada ênfase aos dois objectivos fundamentais seguintes de uma forma calendarizada:

- Utilização das plataformas por todas as partes interessadas e utilizadores, por exemplo, geração de ID de saúde para todas as pessoas que o desejem, envio de novos registos para o PHR associado ao ID de saúde, assinatura eletrónica de médicos registados na Web/móvel e geração de receitas electrónicas, resumos de alta eletrónica e outros documentos médicos - e envio dos mesmos para o PHR das pessoas.

- Tal incluirá a preparação e a aplicação de uma estratégia de gestão da mudança para garantir que os médicos assinam e geram receitas electrónicas; as instalações podem fornecer resumos de alta electrónicos e os dados são introduzidos nos registos de saúde electrónicos. Os médicos e os operadores de introdução de dados receberão formação para facilitar a adoção de serviços digitais. e. Integração de todos os prestadores de serviços de saúde dispostos nas unidades territoriais e reforço das suas capacidades e capacitação para uma utilização máxima das componentes da NDHM.

As acções supramencionadas serão realizadas de forma calendarizada e decorrerão em paralelo com a Fase 2 da implementação do NDHM. O MoHFW ajudará a orientar e a controlar as unidades territoriais para que estas cumpram plenamente as suas obrigações e se integrem no sistema, devendo o mesmo ser feito em regime de missão. Com este apoio, prevê-se que o NDHM avance para o objetivo de cobertura a 100% nestas UT durante o AF 20-21.

Fase 2: Expansão - Estados e serviços

1. Na Fase 2, a NDHM alargará a todos os Estados o trabalho efectuado nas UT. Além disso, alargará o leque de serviços.

2. O NDHM adoptará a seguinte abordagem para a implantação das plataformas nos Estados:

a. A NDHM terá uma equipa dedicada a trabalhar na integração dos Estados, e cada Estado estabelecerá uma equipa de missão para a implantação e gestão da NDHM a nível estatal.

b. Será feita uma consulta a alto nível com os Estados, com um pedido aos Governos Estaduais para a criação de uma equipa específica para a integração, a integração e a implantação da NDHM no Estado em causa.

c. Os Estados desempenharão um papel de liderança na implementação da NDHM nos seus Estados e a NDHM desempenhará um papel de facilitador.

d. Com base na consulta inicial, será preparada uma abordagem específica do Estado para a implantação, tendo em conta o contexto, as necessidades, as oportunidades e os condicionalismos assinalados pelo Estado. Esta abordagem incluirá a estratégia de implementação e o calendário de integração/desenvolvimento no Estado.

e. O(s) Estado(s) será(ão) livre(es) de escolher o conjunto de instituições e regimes de cuidados de saúde que tencionam integrar de forma faseada. No entanto, o período global para a integração completa e a implantação a 100% será pré-definido.

f. O desempenho de cada Estado em matéria de integração e utilização será acompanhado a nível do Grupo Diretor da Missão.

g. Os progressos realizados na execução da Missão num Estado serão incluídos no Índice de Saúde do Estado pela NITI Aayog.

h. A NDHM trabalhará também extensivamente e ajudará as equipas da Missão Estatal, no que respeita aos especialistas necessários para uma execução harmoniosa, o reforço das equipas, o desenvolvimento das capacidades e a viabilização de uma implementação mais rápida, eficiente e eficaz da Missão.

i. A Missão promoverá igualmente a integração de todos os regimes estatais conexos (para além dos regimes patrocinados a nível central).

j. Serão criados sistemas de prémios, distinções e reconhecimento a nível nacional para as partes interessadas com melhor desempenho (Estado, Distrito, Coletor Distrital, Prestadores de Serviços de Saúde, Médicos, Profissionais de Saúde, Sarpanch, Empresário a nível da Aldeia, ASHA, etc.)

k. Serão criadas equipas específicas para a integração do sector privado

A NDHM implementará 6 componentes e blocos de construção adicionais (cujo âmbito é explicado no Capítulo 2) como parte da Fase 2, que serão implementados de forma semelhante à proposta acima. Os pormenores destes 6 componentes são explicados mais adiante no presente documento. A NDHM procurará integrar-se em sistemas como o eHospital, o eSanjeevani, o eSushrut, o DigiLocker (como estrutura preferida de cacifos de saúde), etc., para tirar partido da atual força das plataformas públicas.

Fase 3: Implementação a nível nacional

1. A fase 3 da implementação incidirá principalmente nos seguintes aspectos:

a. Desenvolvimento, testes beta e entrada em funcionamento de todos os componentes da NDHM. Este processo será efectuado de forma expedita, a fim de garantir uma implementação atempada.

 b. Implantação a nível nacional de todas as componentes em toda a Índia. Para o efeito, serão definidas zonas diferentes em todo o país, em função do grau de preparação de cada Estado, e será promovida a integração com a NDHM. O reforço das capacidades será igualmente assegurado.

Em suma, o caminho proposto para a NDHM em fases é o seguinte

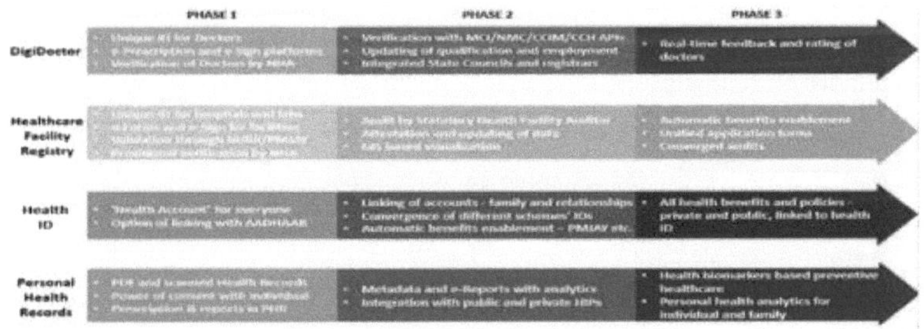

Fig. 6.3 NDHM em fases (Fonte: https://abdm.gov.in/)

- As verificações através de MCI/NMC/CCIM/CCH/DCI via APIs estarão tecnicamente prontas na Fase 1. Pode ser abrangida pela Fase 1 da implementação se o acesso às API e os mecanismos de verificação forem finalizados pelas organizações em causa.

Metodologia de implementação ágil

A implementação da NDHM será efectuada com base nos princípios do quadro de arquitetura empresarial Agile India (Agile IndEA). Os 7 princípios fundamentais seguintes serão seguidos durante a implementação:

1. Identificar, definir e avaliar o valor

2. Desenvolver uma arquitetura "Just-Enough-Architecture" (JEA), "Just-In-Time" (JIT)

3. Adotar uma abordagem MINIMALISTA em TODOS os aspectos e em TODAS as fases

4. Conceber um modelo de arquitetura federado

5. Acesso e integração baseados na API da Axiomize

6. Avaliar e melhorar continuamente a experiência individual

7. Seguir métodos de aquisição ágeis

6.12 Segurança e privacidade

A arquitetura de segurança da NDHB basear-se-á no princípio da "Arquitetura de Confiança Zero". A segurança é a proteção de sistemas, informações (dados), recursos e serviços contra ameaças acidentais e deliberadas à confidencialidade, integridade e disponibilidade. A arquitetura de segurança descreve tanto as medidas que impedem ou dissuadem os atacantes de aceder a uma instalação, recurso ou informação armazenada em suportes físicos como as orientações sobre a forma de conceber estruturas para resistir a vários actos hostis.

Para garantir um nível adequado de apoio à missão da organização e a implementação correta dos requisitos de segurança da informação actuais e futuros, a NDHM estabelecerá uma estrutura formal de governação da segurança da informação e garantirá que as estratégias de segurança da informação estejam alinhadas com os objectivos da NDHM e os apoiem. A NDHM formulará uma política de segurança da informação que aborde todos os aspectos relacionados.

Além disso, para uma orquestração completa da segurança e da privacidade, a NDHM porá em vigor as seguintes políticas, levando por diante os princípios orientadores da NDHB:

1. Política de ID de saúde (ID de saúde)

2. Política de partilha de dados

3. Política de segurança

4. Política de privacidade

5. Política de controlo estratégico

Requisitos legais e regulamentares

O NDHM inclui 35 módulos no total. Os sistemas informáticos previstos serão concebidos e os sistemas informáticos existentes serão melhorados de forma adequada para cumprir os requisitos especificados na lei relativa à proteção dos dados pessoais e no quadro dos dados não pessoais, bem como na lei informática de 2000 e na lei Aadhaar de 2016, nas regras e nos regulamentos notificados a este respeito e noutros actos, regras e regulamentos pertinentes.

- **ID de saúde**

1. O processo de criação do cartão de saúde implica a utilização voluntária do AADHAAR. Para tal, é necessária uma notificação nos termos da secção 4 da Lei AADHAAR. Além disso, será igualmente necessária uma notificação ao abrigo da secção 7 da Lei AADHAAR para todos os regimes de prestações de saúde financiados pelo Governo.

1. A NDHM assegurará que o consentimento informado do indivíduo seja obtido para a recolha, armazenamento, utilização e partilha de dados de saúde. Para o efeito, serão utilizadas as normas constantes do quadro seguinte para a conceção dos sistemas e fluxos de trabalho necessários à gestão do consentimento:

2. A norma acima referida será implementada de forma coerente com a legislação aplicável, como a Lei das Tecnologias da Informação de 2000 (e respectivas alterações), várias diretivas e regras da Comissão Médica Nacional e das suas congéneres estatais relativas ao consentimento informado dos doentes e à proteção da privacidade dos doentes. A NDHM institucionalizará uma Política de Consentimento Informado para normalizar os processos relacionados com a gestão do consentimento em todo o ecossistema digital de cuidados de saúde.

- **Partes interessadas e** envolvimento **das partes interessadas**

A NDHM recolherá ativamente os contributos de todas as partes interessadas durante a concetualização, o desenvolvimento e a implementação. A NDHM propõe um sistema complexo que pode ser concretizado através de conhecimentos especializados de alta qualidade que fluem para as fases de arquitetura, conceção e desenvolvimento, não apenas dentro da organização da NDHM, mas em todas as partes interessadas de uma forma proactiva e coordenada. A abordagem por partes interessadas é apresentada no Anexo 4. 3.7. Estratégia de aquisição

A implementação da NDHM será efectuada em três fases, devendo a fase-piloto ser lançada antes de 15 de agosto de 2020. Para tal, está planeada uma estratégia de aquisição ágil para a implementação. Para a Fase 1, a aquisição será efectuada de forma expedita e está dividida de acordo com a seguinte estrutura

1. Os recursos humanos/recursos para a estratégia global, a arquitetura técnica, a implementação e a supervisão do lançamento serão internos à NHA.

2. Para as actividades de desenvolvimento e de codificação relativas aos módulos a lançar no âmbito do projeto-piloto, está previsto que: a. sejam utilizados os actuais recursos internos de TI da NHA, disponíveis para o PM-JAY. b. para completar os mesmos, serão contratados recursos e serviços adicionais através de outras vias, tais como agências aprovadas no âmbito do NICSI, uma empresa do NIC, a MeitY.

3. Para as fases 2 e 3, prevê-se que a seleção dos parceiros através de concurso público seja feita para as seguintes componentes:

a. Equipa de gestão do projeto para a NDHM.

b. Desenvolvimento, manutenção e gestão de blocos de construção de software para todos os componentes de software da NDHM.

c. Infra-estruturas informáticas e serviços de computação em nuvem para a NDHM.

d. Componentes de segurança, SOC e POC para a NDHM.

e. Infra-estruturas internas e funcionamento/gestão dos escritórios da NDHM.

4. A política do MeitY em matéria de normas abertas e de software de fonte aberta será adoptada em todos os contratos públicos relacionados com a aplicação do NDHM. A interoperabilidade será inerente a todos os elementos constitutivos.

- Infra-estruturas **de saúde**

A privacidade desde a conceção exige a criação de uma camada de infraestrutura para a gestão dos principais serviços de dados de uma forma compatível. A Nuvem Comunitária Governamental ou a infraestrutura de Nuvem Privada Virtual, tal como definida pelo MeitY, será adoptada para alojar os blocos de construção de dados no Nível 1 (Nacional) e no Nível 2 (Estatal). Será utilizado um ambiente de nuvem híbrida para outros níveis e camadas.

Para a implementação inicial, a computação, o armazenamento, a memória, a infraestrutura e as redes disponíveis com a NHA na Nuvem da Comunidade Governamental, atualmente aproveitadas para o PM-JAY, serão expandidas para a implementação da NDHM. No entanto, será criado um domínio, uma VLAN e um cluster separados para toda a infraestrutura de nuvem a utilizar para a NDHM. Subsequentemente, será feita a aquisição de serviços de nuvem, que é explicada em pormenor na secção relativa à aquisição.

Os servidores/nuvem públicos devem ser preferidos para o armazenamento e o alojamento das aplicações na fase I. Se não estiverem disponíveis, a atual Nuvem Comunitária Governamental pode ser utilizada pela NHA. Deve ser assegurado que não existem sistemas/ferramentas proprietários utilizados pela Nuvem da Comunidade Governamental que possam restringir a migração para servidores públicos, se planeada posteriormente. Devem ser previstas disposições em matéria de conflito de interesses e de proteção do PHR contra a utilização não autorizada, caso se trate de uma entidade não governamental.

Rede de saúde segura A NDHM será construída para funcionar em redes públicas por defeito. Sempre que estiver em causa o acesso a dados sensíveis ou agregados, será utilizada uma conetividade segura. Para aplicações específicas como a telemedicina, a tele-radiologia, etc., que exigem fortes ligações de dados a sistemas como o PACS, serão especialmente concebidos sistemas de rede de baixa latência e elevada largura de banda.

Nuvem para a saúde (Nuvem H) A Nuvem para a saúde será construída com base na iniciativa MeitY de Nuvem da Comunidade Governamental (GCC) ou Nuvem Privada Virtual (VPC), com políticas e infra-estruturas de segurança e privacidade mais fortes. Os principais serviços de gestão da plataforma de dados da Missão serão implantados na nuvem H.

Centro de Operações de Segurança e Privacidade (SOC) Todos os eventos na Nuvem de Saúde e na Rede de Saúde estarão sob vigilância de segurança 24 horas por dia, 7 dias por semana, garantindo que cada byte de dados seja altamente seguro. Este objetivo será alcançado através de um Centro de Operações de Segurança (SOC). A NDHM criará um Centro de Operações de Privacidade (POC) para ajudar a garantir a conformidade com os requisitos de privacidade, cuja adesão é obrigatória no sector da saúde. O POC monitorizará todo o acesso a dados privados, analisará os artefactos de consentimento informado, auditará os serviços para garantir a conformidade com a privacidade, divulgará os princípios de privacidade em que se basearão os elementos constitutivos da Missão e trará confiança e controlo estratégico à utilização dos dados de saúde no ecossistema.

- **Recursos e** apoio

Para implementar à escala que a NDHM pretende atingir, é fundamental ter uma equipa dedicada a trabalhar para alcançar a sua visão e objectivos. O Diretor Executivo da NHA assumirá a gestão estratégica global e as decisões relacionadas com a implementação.

Equipa 1. Está previsto que uma divisão específica da Autoridade Nacional de Saúde se ocupe da operacionalização e da implantação da NDHM em todo o país, dirigida por um funcionário com a categoria de AS/JS, do Governo da Índia, na qualidade de diretor operacional da missão. As seguintes equipas trabalharão para a mesma:

a. Equipa principal de gestão do projeto i. Equipa de gestão diretamente contratada pela NHA ii. Equipa(s) de consultoria

b. Equipas de desenvolvimento e de gestão nos seguintes sectores verticais

i. Administração e Finanças (a atual equipa da NHA pode ser aproveitada)

ii. Saúde digital e TI

iii. Coordenação das partes interessadas iv. Segurança

c. As actuais equipas da NHA que trabalham no PM-JAY serão aproveitadas, sempre que necessário, para acelerar a implementação do NDHM. Tal garantirá uma implantação e convergência mais rápidas, bem como poupanças financeiras.

d. Além disso, será criado um total de 27 novos postos de trabalho, de acordo com as normas, para a implementação e gestão globais da NDHM. Destes, 19 postos serão utilizados desde o período inicial e os restantes 8 serão utilizados nos anos subsequentes de implementação, conforme necessário, de acordo com a expansão da NDHM.

i. Destes 27 lugares, os 6 lugares seguintes serão obrigatoriamente preenchidos apenas por funcionários públicos (CSS/ACC): Diretor Executivo Adicional e Diretor de Missão

ii. Diretor (Coordenação das partes interessadas)

iii. Diretor (Administração e Finanças)

iv. Diretor-Geral (Administração)

v. Diretor-Geral (Finanças)

e. Os restantes 21 lugares serão preenchidos através de um mecanismo semelhante ao da reserva flexível criada pela NITI Aayog, em que poderão ser contratados funcionários públicos e do sector privado (a preços competitivos de mercado).

f. O organograma proposto para a Missão Nacional de Saúde Digital consta do Anexo 5. 3.9.3. Orçamento O requisito orçamental previsto para a implementação feita pela Autoridade Nacional de Saúde será de 144 milhões de dólares.

- **Caminho a seguir para a NDHM**

1. A NDHM será inicialmente incubada na Autoridade Nacional de Saúde. Subsequentemente, após os ensinamentos da Fase 1, poderá ser avaliado o caminho a seguir pela NDHM e será selecionado o modelo adequado. As opções prováveis para o funcionamento da NDHM são as seguintes

a. Continuação na NHA: A Missão pode continuar a ser gerida pela NHA, caso em que a divisão separada criada pela NHA para a execução da Missão durante o período de incubação pode adquirir um carácter permanente. Esta divisão será independente das outras actividades da NHA.

b. Outra entidade relacionada com a NHA: Pode ser criada uma nova entidade funcional e financeiramente autónoma no âmbito da NHA, para se ocupar da operacionalização e gestão globais da NDHM. Esta entidade será semelhante à NPCI, criada para gerir a UPI. A missão pode ser transferida de uma divisão interna da NHA para esta entidade recém-criada, juntamente com a equipa principal criada durante o período de incubação, com ampliações/substituições conforme necessário. A NHA pode continuar a atuar como organização orientadora desta nova entidade.

c. Entidade distinta não ligada à NHA: A NDHM pode ser transferida para uma nova entidade, tal como finalizado pelo Grupo Diretor da Missão. Assim, as novas equipas podem assumir a responsabilidade por todos os produtos e as equipas podem ser transferidas, incluindo as operações gerais, o envolvimento das partes interessadas, a administração e as finanças.

- Riscos

Os seguintes riscos conhecidos devem ser superados durante a implementação e operacionalização da NDHM: Aceitação e utilização dos blocos de construção da NDHM por outras partes interessadas, especialmente o sector privado

a. Encontrar o equilíbrio correto entre a orientação para o serviço, os modelos financeiros e a não diluição do carácter de bem público

b. Clareza sobre as componentes e os elementos constitutivos da NDHM e o seu calendário de aplicação

c. Acompanhar os avanços tecnológicos e adotar as normas mais recentes, por exemplo, as relacionadas com as mudanças nas práticas de anonimização, etc.

d. Riscos de cibersegurança e de controlo da fraude

e. Migração de dados entre servidores em nuvem, manutenção de dados e infra-estruturas de base 3.10.2. A NDHM seguirá os princípios da norma ISO 31000 para a gestão dos riscos. A norma ISO 31000 fornece uma base para a gestão do risco numa organização. Esta norma inclui um conjunto de princípios, um quadro e um processo que podem ser seguidos para garantir uma gestão adequada dos riscos na organização.

- Resultados **esperados**

Os vários artefactos e produtos da NDHM são concebidos e desenvolvidos de forma a permitir o progresso em direção aos seguintes resultados:

1. Todos os indivíduos poderão aceder convenientemente aos seus registos de saúde pessoais;

2. Aproveitamento dos dados dos registos de saúde longitudinais, cuidados mais centrados nas pessoas, reduzindo a ocorrência de testes de diagnóstico repetidos, a menos que tal se justifique;

3. Os indivíduos poderão agregar os seus dados de saúde numa única aplicação (PHR), embora estejam envolvidas várias agências/departamentos/prestadores de serviços onde os dados são gerados;

4. O NDHM assegurará a continuidade dos cuidados de saúde para os indivíduos, a nível primário, secundário e terciário e entre os prestadores de serviços públicos e privados;

5. Será preparado um quadro para um Centro de Comunicação Unificado, a fim de facilitar os serviços e a divulgação;

6. A NDHM apoiará a portabilidade nacional dos serviços de saúde;

7. A privacidade dos dados pessoais e de saúde e o acesso aos PHR com base no consentimento informado serão uma norma inviolável, que todos os sistemas e partes interessadas deverão respeitar;

8. A NDHM será alinhada com os ODS relacionados com a saúde;

9. A NDHM permitirá intervenções baseadas em dados concretos no domínio da saúde pública; e

10. Acima de tudo, as capacidades analíticas da NDHM apoiarão a tomada de decisões e a análise política baseadas em dados.

6.13 Conclusão

Com uma maior facilidade de utilização, aceitação pelas pessoas e adaptação pelos prestadores de serviços, as intervenções digitais no domínio da saúde podem acelerar os progressos no sentido da cobertura universal de saúde e melhorar os resultados de saúde da população. Ao estabelecer um ecossistema de saúde digital abrangente e integrado a nível nacional, a NDHM contribuirá significativamente para alcançar os objectivos da Política Nacional de Saúde de 2017 e os ODS relacionados com a saúde. A NDHM marcará um novo começo para o ecossistema digital de saúde indiano, permitindo uma prestação mais eficaz de serviços de saúde e avançando no sentido da saúde para todos[35] .

A Índia é um grande país com uma população de mais de 1,35 mil milhões de habitantes. Cerca de 70 % das infra-estruturas de cuidados de saúde estão localizadas nas cidades, que acolhem cerca de 30 % da população do país. A Índia gasta apenas 3,9 % do seu PIB (2017-18) em cuidados de saúde, o que é inferior à despesa média mundial de 6 %. A Índia regista uma escassez de médicos (1: 1457), pelo que os serviços de saúde não são acessíveis a todos de forma uniforme. O rácio médico/doente na Índia é de aproximadamente 1:1500, inferior à recomendação da OMS (1:1000). O rácio médico-doente é mais acentuado nas zonas rurais (1:2500) e cerca de 89 milhões de pessoas na Índia vivem abaixo do limiar de pobreza, o que constitui um sério desafio para a prestação de serviços de saúde de forma eficiente e uniforme em todo o país.

O aumento dos custos dos cuidados de saúde na Índia é também uma grande preocupação, uma vez que ~60% das despesas com cuidados de saúde na Índia são suportadas pelo próprio bolso, o que é o mais elevado entre os outros países BRICS. Por conseguinte, a Índia necessita de um modelo sustentável, interligado, de baixo custo, eficiente e seguro para a prestação de cuidados de saúde inclusivos. Nesta perspetiva, a adoção de tecnologias da informação e da comunicação (TIC) novas e emergentes ajudaria a colmatar o fosso, fazendo chegar os serviços de saúde a pessoas inalcançáveis de uma forma rentável e eficiente, e daria também aos médicos e investigadores nesta área a possibilidade de inovar em novos medicamentos/vacinas, células, etc.

Nas últimas décadas, o mundo assistiu a um aumento sem precedentes da utilização das tecnologias da informação e da comunicação, graças à diminuição dos custos do hardware e à disponibilidade de muitas soluções de software gratuitas e de código aberto. Tal como noutras inovações tecnológicas, a indústria médica adoptou o novo potencial para melhorar a eficiência e alargar o seu alcance a mais áreas. A pandemia de COVID-19 veio sublinhar a importância e a necessidade de utilizar os serviços de telemedicina, mostrando também as suas vantagens e limitações aos médicos e aos doentes nas áreas da medicina e da cirurgia. Há vários desafios tecnológicos e de implementação que temos de ultrapassar para que a telemedicina seja amplamente aplicada na nossa sociedade. A infraestrutura de comunicação digital é a necessidade do momento. Existe um grande fosso entre as zonas rurais e urbanas. A telemedicina pode ser fundamental para eliminar este fosso no sector dos cuidados de saúde.

Este estudo é uma tentativa de abranger as práticas actuais de telemedicina na Índia, as políticas dos programas governamentais, os regulamentos, e também avaliou as plataformas tecnológicas, os benefícios socioeconómicos, as infra-estruturas disponíveis, as tendências tecnológicas actuais, bem como os desafios e as questões na implementação em grande escala da telemedicina na Índia.

Foi efectuada uma análise da situação da telemedicina na Índia e a nível mundial, abrangendo os intervenientes públicos e privados. Inclui também as tendências e práticas actuais da telemedicina a nível mundial. Vários serviços de telemedicina na Índia são lançados pelo governo e por agências privadas, alguns dos quais são muito recentes, como o eSanjeevni, o Services eHealth Assistance and Teleconsultation-SeHATOPD, o Swasth-app :(Lançado em junho de 2020) AYUSH Sanjivani' App (Lançado em maio de 2020) Tele-Mental Health : ABHA (Ayushman Bharat Health Account), South Asian Association for Regional Cooperation (SAARC) e PanAfrican e-network Project: Projectos globais de telemedicina iniciados pela Índia, para citar alguns. Várias start ups começaram a trabalhar na área da telemedicina, nomeadamente Tata 1mg, NetMed, Pharmeasy-Medlife, CureFit, DocOnline, Netmeds, Lybrate, para citar algumas, e estão a trabalhar em várias aplicações de telemedicina que também são abrangidas pelo relatório, como Teleconsulta, Telediagnóstico, E-Farmácia, Telemonitorização, Teleassistência domiciliária, Tele-UTI, Tele-reabilitação, Robótica assistida, Tele-fisioterapia, etc. Para analisar as actuais tendências tecnológicas da telemedicina na Índia, foi também realizado um inquérito às empresas em fase de arranque que trabalham na área da telemedicina. Foram recolhidos pormenores das empresas em fase de arranque relativamente a vários parâmetros, por exemplo, sectores de atividade, impacto da COVID-19, tecnologias de rotação utilizadas, gestão remota de dados, desafios enfrentados, planos futuros, atividade iniciada no ano, etc.

No que diz respeito à adoção tecnológica e às tendências de utilização, verificou-se que a maioria das empresas está a utilizar tecnologias como a Inteligência Artificial/aprendizagem automática apenas para fins comerciais, ou seja, para compreender as preferências dos clientes, ligando-os a médicos relevantes, prever a procura e os requisitos de aquisição e, consequentemente, sugerir o produto da sua escolha.

No entanto, tecnologias avançadas como a cadeia de blocos, a robótica e a visão por computador são as tecnologias utilizadas pelas empresas que iniciaram a sua atividade nos últimos 3-4 anos. As ferramentas informáticas avançadas emergentes, como a inteligência artificial, a aprendizagem automática, a análise de grandes volumes de dados, a cadeia de blocos, a nuvem, etc., permitirão aos médicos tomar decisões mais rápidas e mais exactas sobre a saúde dos doentes e garantir também a segurança das transferências e do armazenamento de dados. Estas tecnologias avançadas emergentes desempenharão um papel crucial no avanço do sistema de telemedicina no país. Sendo a Índia reconhecida como uma superpotência mundial no domínio das TI, deve utilizar a sua força para se tornar globalmente competitiva no domínio da telemedicina. Os principais factores de procura de telemedicina na Índia identificados no relatório são: COVID 19, procura social, maior penetração da telefonia móvel e da Internet, políticas governamentais de apoio, tecnologias avançadas e emergentes, papel dos intervenientes privados, acessibilidade, acessibilidade económica e conveniência. No que diz respeito às questões políticas e regulamentares, o National Digital Health Blueprint (NDHB) do Governo da Índia definiu um conjunto mínimo de normas a adotar para garantir a interoperabilidade e as normas exigidas nas principais áreas dos cuidados de saúde, por exemplo: viii conteúdo de diagnóstico, terminologia e códigos para estatísticas e testes laboratoriais, incluindo FHIR, DICOM, SNOMED, CT ICD-10, LOINC, norma para EHR, TLS / SSL, SHA-256, AES-256, etc., e são abordadas no relatório em pormenor. O relatório fala também das normas relativas aos dispositivos médicos seguidas e adoptadas no país e aborda igualmente os desafios na adoção e implementação das normas de telemedicina no país. Os principais desafios para a telemedicina na Índia incluem a falta de disponibilidade de infra-estruturas, a conetividade de banda larga 24X7 e a necessidade de normalizar os registos médicos electrónicos (EMR) para permitir que as interfaces sejam interoperáveis entre si para uma conetividade perfeita. É necessário definir uma política para garantir a segurança das informações pessoais no que diz respeito à confidencialidade, autenticação, autorização de dados, etc., o que é imperativo para ganhar a confiança dos utilizadores no que diz respeito à partilha dos seus dados e à aceitação em grande escala da telemedicina. A construção e a criação de uma nuvem indígena são importantes para que os dados possam ser armazenados de forma económica e segura. O custo do hardware/software deve ser tal que possa ser acessível a todos os cidadãos do país. Com o aparecimento de ferramentas informáticas novas e avançadas, a qualificação da mão de obra desempenha um papel muito importante no avanço e na adoção da telemedicina na Índia. Seguem-se as principais recomendações do relatório: - Sistema de cuidados de saúde conectado: Necessidade de uma integração perfeita entre as várias plataformas disponíveis e os vários serviços no domínio dos cuidados de saúde. - Dados seguros normalizados e interoperáveis: Necessidade de adoção de normas como FHIR, DICOM, SNOMED CT, etc. - A segurança e a privacidade dos dados têm de estar em conformidade com o quadro jurídico nacional e internacional. - Facilitação da implantação da rede 5G e da rede baseada em satélites (LEO) permitirá uma acessibilidade sem descontinuidades - 5G: o âmbito para novos empreendimentos e aplicações de telemedicina, como a telecirurgia e a tele-UTI, será praticado de forma eficiente. - Acessível e eficiente: É necessário que os actores privados e o Governo dêem as mãos (PPP). - Integração de plataformas: É necessária a integração entre hospitais, diagnósticos e farmácias. - Integração com os cuidados domiciliários: Os serviços de telemedicina de um hospital devem ter uma integração perfeita com os serviços de cuidados domiciliários.

Tecnologias avançadas (Saúde 4.0) : Necessidade de tirar partido de mais aplicações de : Análise de IA, IOMT, nuvem, cadeia de blocos, robótica, visão computacional, etc. nos cuidados de saúde na Índia. - Garantir a equidade: Garantir a implementação inclusiva de serviços de telemedicina para que as secções mais desfavorecidas da comunidade não sejam deixadas para trás. - Utilização de uma biblioteca de fonte aberta: a biblioteca de fonte aberta reduzirá o custo de implantação do software para o sistema de telemedicina. - Seguro médico: É necessário que a telemedicina seja aprovada pelo sistema de seguro médico. - Normas de tele-saúde em conformidade com as normas mundiais[51] .

6.14 e-DantSeva - o portal dentário nacional (Índia)

Sensibilizar o público para a importância de manter uma saúde oral óptima e fornecer as ferramentas e os conhecimentos necessários para o fazer.

O portal tem uma variedade de caraterísticas, como uma lista A-Z de tópicos de saúde oral, incluindo doenças dentárias comuns e respectivos tratamentos e informações sobre mitos e factos sobre saúde oral. Tem também secções interactivas, como jogos, um questionário, ferramentas de auto-exame, vídeos e um verificador de sintomas. O portal inclui uma funcionalidade distinta "encontrar instalações dentárias", que enumera todos os institutos de ensino dentário e hospitais governamentais em todo o país.

Os resultados de uma avaliação qualitativa mostraram que a maioria dos participantes estava satisfeita com o sítio Web e-DantSeva. Os participantes sugeriram a criação de uma interface na língua regional para facilitar a navegação, incluindo uma sessão de conversação em linha com peritos e a criação de contas pessoais para poderem receber mensagens personalizadas[52] .

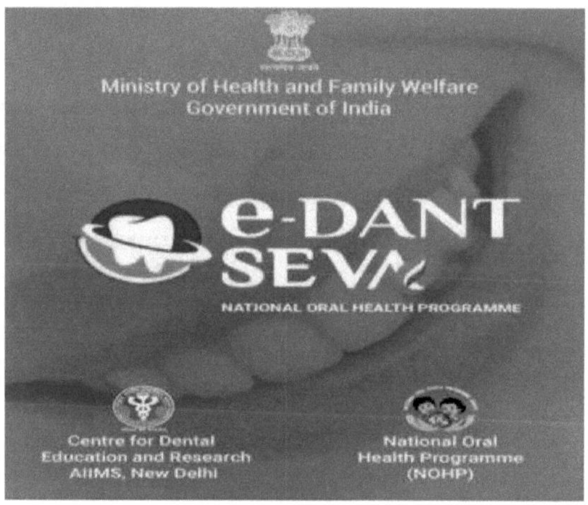

Figura 6.4 Cartaz do e-Dant Seva (https://www.edantseva.gov.in/)

Capítulo 7: Análise comparativa: A Índia e as práticas globais

7.1 Antecedentes dos cuidados de saúde indianos

A Índia é um grande país com uma população de mais de 1,35 mil milhões de habitantes. Cerca de 70% da sua população vive em zonas rurais que não dispõem das infra-estruturas físicas necessárias. Ao mesmo tempo, cerca de 70% das infra-estruturas e dos recursos humanos no sector da saúde estão concentrados nas zonas urbanas, onde residem apenas 30% da população. O rácio médico/doente na Índia é de aproximadamente 1:1500, o que é inferior ao recomendado pela OMS (1:1000). O rácio médico/doente é mais desequilibrado no caso das zonas rurais e é de cerca de 1:25000.

Por conseguinte, a prestação de serviços de saúde de forma eficiente e uniforme em todo o país constitui um sério desafio. As despesas com os cuidados de saúde também são baixas no caso da Índia, representando apenas 2,1% (2022-23) do seu PIB, menos do que a média mundial de 6%. Ao mesmo tempo, o aumento dos custos dos cuidados de saúde na Índia é, mais uma vez, uma questão importante: cerca de 60% das despesas de saúde na Índia são despesas do próprio bolso, o que é o mais elevado entre os outros países BRICS. As infra-estruturas e a disponibilidade de recursos constituem outro desafio na Índia. (**Fig. 7.1 abaixo**). Por conseguinte, a Índia precisa de um modelo sustentável, ligado, de baixo custo, eficiente e seguro para a prestação de cuidados de saúde inclusivos[53] .

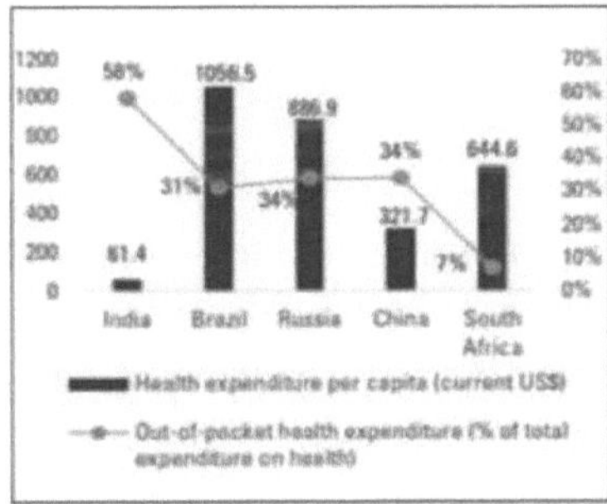

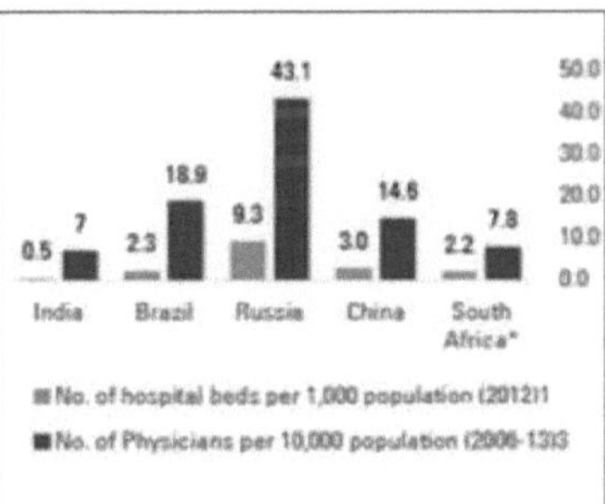

Fig.7.1: Infra-estruturas de cuidados de saúde na Índia (FONTE: Relatório KPMG)

A tecnologia é uma das soluções para colmatar esta lacuna. No entanto, a Índia está a recuperar com a adoção de tecnologias novas e emergentes, mas a taxa de adoção de tecnologia na Índia ainda está muito aquém das suas congéneres da Ásia-Pacífico, como a Austrália, o Japão, a Coreia do Sul, Singapura e a Malásia. A adoção de tecnologias da informação e da comunicação (TIC) novas e emergentes ajudará a colmatar a lacuna, fazendo chegar os serviços de saúde a pessoas inacessíveis de uma forma rentável e eficiente, e também dará aos médicos e investigadores nesta área a possibilidade de inovar em novos medicamentos/vacinas, células, etc. A telemedicina é uma evolução do sistema digital de cuidados de saúde, que permite a utilização de ferramentas informáticas para prestar serviços de saúde sem restrições de localização geográfica. Os doentes que vivem em zonas remotas podem aceder a cuidados da melhor qualidade através de um sistema de telemedicina. A telemedicina/e-saúde refere-se à utilização das modernas telecomunicações e tecnologias da informação para transmitir a informação clínica necessária à prestação de cuidados de saúde à distância a indivíduos localizados em zonas remotas. Para realizar a telemedicina "em direto", os dispositivos médicos no centro de saúde têm de estar ligados entre si. As aplicações de telemedicina baseiam-se em duas grandes estratégias de transmissão de informação:

(i)   Armazenar e reencaminhar e

(ii)   Telemedicina interactiva bidirecional (em direto). A telemedicina de armazenamento e encaminhamento baseia-se na aquisição de dados, imagens e conteúdos de vídeo e na sua transmissão ao médico, para uma avaliação offline. É praticada principalmente para casos não urgentes. Por exemplo, a tele-radiologia, a telepatologia, a tele-dermatologia, etc. Já a telemedicina em direto (interactiva nos dois sentidos) refere-se à utilização de comunicações audiovisuais através de ligações de elevada largura de banda e baixa latência e requer a presença simultânea do doente e do médico.

Na Índia, foram empreendidas várias iniciativas, tanto pelo sector público como pelo sector privado, para dar início a vários serviços de prestação de cuidados de saúde à distância baseados na telemedicina. Os esforços iniciais são apoiados por ministérios técnicos como os Ministérios da Eletrónica e das Tecnologias da Informação (MeitY) e do Espaço. O Centro de Computação Avançada (C-DAC) e o ISRO desenvolveram tecnologias autóctones e implementaram projectos-piloto, o primeiro em telemedicina na Índia (2001), inicialmente ligado aos hospitais Apollo de Chennai e Chittoor, dist.

A.P. e forneceu sistemas de telemedicina a 384 hospitais, expandidos para 15 hospitais de superespecialidade e 45 hospitais rurais e remotos. Facilitou também a conetividade por satélite a 18 unidades móveis de telemedicina no país. A ISRO e o MoHFW, MeITY, Governo da Índia ligaram os locais remotos como Andaman e Nicobar, as ilhas Lakshadweep, J&K, WB, Tamil Nadu e as zonas tribais nas regiões nordeste e central do país. Em Bengala Ocidental, outro projeto-piloto[40] durante o mesmo período foi iniciado pelo Instituto Indiano de Tecnologia, Kharagpur e Webel Electronics and Communication System (WECS), Kolkata, sob o patrocínio de

do MeITY (então Departamento de Eletrónica) para criar um sistema de telemedicina utilizando canais de baixa largura de banda, como o POTS, para tratar os doentes com doenças tropicais crónicas, como a lepra, a malária, o calazar, etc. No âmbito deste projeto[41] , foram criados dois centros nodais no Hospital Geral do Estado. O sistema, denominado TelemediK, começou a funcionar em fevereiro de 2002. A versão mais recente do sistema de telemedicina do IIT de Kharagpur, o iMediX, utiliza plataformas de fonte aberta, como o sistema operativo Linux, o MySQL RDBMS, o servidor Apache Tomcat HTTPS, etc. Reduziu significativamente o custo da implantação do software. Além disso, o software é adaptado às necessidades dos telemóveis. Atualmente, está a ser utilizada uma versão integrada do PACS no Swasthya Bhavan do Ministério da Saúde e do Bem-Estar Familiar do Governo de Bengala Ocidental para a prestação de serviços de telerradiologia. Outra versão personalizada para a prestação de serviços de cuidados ao domicílio está também a funcionar no B.C. Roy Technology Hospital, IIT Kharagpur. Durante a pandemia de COVID-19, os residentes do campus do IIT Kharagpur foram tratados através de consultas à distância utilizando este sistema. No passado recente, verifica-se uma tendência crescente para a adoção da telemedicina na Índia, especialmente após a COVID-19. Prevê-se que o mercado da telemedicina na Índia cresça a uma taxa de crescimento anual composta (CAGR) de 31% no período de 2020-25 e atinja os 5,5 dólares. Devido à pandemia, a procura de cuidados virtuais, que incluem teleconsulta, telepatologia, telerradiologia e farmácia eletrónica, está a aumentar.

Rajasthan	32 District hospitals	6 State Medical Colleges
North Eastern States	District hospitals of each of seven states	Narayana Hrudayalaya, Bangalore
Odisha	5 District hospitals	3 Medical Colleges that further linked with SGPGIMS
Chhattisgarh	2 Medical colleges	Government Medical Colleges at Raipur &Bilaspur
Kerala	14 District hospitals	Amritha Institute of Medical Sciences, Kochi, Sri Chitra Medical Science and Technology, Tiruanantpuram,
Tamil Nadu	6 District hospitals	Sri Ramachandra Medical College and Research Institute, Chennai,
Karnataka	26 District hospitals	Narayana Hrudayalaya, Bangalore
Tripura	2 District hospitals, 10 Subdivisional hospitals, 9 Primary Health Centers	1. Govinda Ballav Pant Hospital, Agartala 2. Indira Gandhi Memorial Hospital, Agartala, 3. Regional Cancer Center, Agartala
National Telemedicine Network	3 Tertiary level Hospitals for Teleradiology, Telepathology & Telecardiology	1. PGIMER, Chandigarh 2. AIIMS, New Delhi 3. SGPGI, Lucknow

State	Number of Telemedicine Nodes	Speciality Hospital
Jammu & Kashmir	12 District hospitals	Shere Kashmir Institute of Technology
Himachal Pradesh	19 District Hospitals	IGMC Shimla and PGIMER Chandigarh
Punjab	20 District hospitals	Government Medical College and Hospital and five polyclinics of the state
Uttar Pradesh	2 District hospitals	SGPGIMS, Lucknow
Jharkhand	22 District hospitals	
West Bengal	12 District hospitals	School of Tropical Medicine, NRS Medical College &Hospital, Kolkata, Burdwan Medical College & Hospital, Burdwan

Quadro 7.1 : Rede de telemedicina de vários estados na Índia (Fonte: Acesso a serviços especializados através da telemedicina na Índia Documento de trabalho das TIC Índia n.º 21 Nirupam Bajpai e Manisha Wadhwa novembro de 2019)

Intervenientes indianos nos serviços electrónicos de telemedicina : Sectores governamental e privado Na Índia, várias organizações do sector público e privado começaram a trabalhar na área da telemedicina, algumas das quais são aqui mencionadas: C-DAC, Pune, Mohali, Thiruvananthapuram; Instituto Indiano de Tecnologia, Kharagpur; SGPGI, Lucknow, Apollo Telemedicine Network Foundation, Hyderabad; Online Telemedicine Research Institute, Ahmedabad; Televital India, Bangalore; Vepro India, Chennai; Prognosys Medical Systems Pvt. Ltd., Bangalore; Medisoft Telemedicine Pvt. Ltd, Ahmedabad; diagnosis Technologies, Ahmedabad; Karishma Software Ltd, Nova Deli; Neurosynaptic Communications Pvt Ltd, Karnataka; Amrita Institute of Medical Sciences (AIMS), Kochi, Kerala; Larsen & Turbo, Mumbai; West Bengal Electronics Industry Development Corporation Ltd, Calcutá; e Space Hospitals Ltd, Chennai. Amrita Asia Heart Foundation (AHF), Narayana Hrudayalaya, Bangalore, Escorts Heart Hospital, Fortis e Sir Ganga Ram Hospital (SGRH), Nova Deli[44] , para citar alguns[54] . Existem vários serviços de telemedicina disponíveis na Índia, lançados tanto pelo governo como por agências privadas.

7.2 eSanjeevani :

Fornecido através de duas variantes do e-Sanjeevani - "eSanjeevani AB-HWC", plataforma de telemedicina de médico para médico e "eSanjeevani OPD - Stay Home OPD", um sistema de telemedicina de médico para paciente. eSanjeevani AB-HWC: lançado pelo Ministério da Saúde e do Bem-Estar Familiar, Governo da Índia em novembro de 2019. Este modelo de ligação entre médicos está a ser implementado em Centros de Saúde e Bem-Estar (HWC) em todo o país (Ministério da Saúde e do Bem-Estar Familiar, Governo da Índia, 2020).

O "eSanjeevani AB-HWC" permite a ligação virtual entre o médico no centro (HWC) e o médico/especialista no centro (unidade de cuidados de saúde terciários/hospital) através de videoconferência. As principais caraterísticas do "eSanjeevani ABHWC" incluem uma aplicação baseada em SIG, um registo médico eletrónico abrangente, teleconsultas e videoconferências (Ministério da Eletrónica e das Tecnologias da Informação, Governo da Índia, 2021). Desde novembro de 2019, foram criados cerca de 1200 centros e mais de 102 000 raios nos estados e UT e foram concluídas mais de 5,20,00,000 consultas. eSanjeevani OPD: é um sistema de telemedicina de médico para paciente implantado ao abrigo do regime Ayushman Bharat do Governo da Índia. Foi desenvolvido pelo Centre for Development Of Advanced Computing, situado em Mohali, na Índia. É o primeiro serviço OPD em linha do género oferecido por um governo nacional aos seus cidadãos. O seu objetivo é prestar aconselhamento médico em linha aos doentes, através de médicos em suas casas. Esta iniciativa foi muito útil durante a pandemia de COVID-19. eSanjeevani OPD: está operacional em 35 estados e territórios da União na nação (ANI 2021). Globalmente, o portal eSanjeevani OPD ultrapassou mais de 85 000 000 consultas desde o seu lançamento em abril de 2020. Mais de 1100 OPD de especialidades foram criados no eSanjeevani OPD e, em muitos Estados, os serviços do eSanjeevani estão disponíveis 24 horas por dia, 365 dias por semana. eSanjeevani: O portal Doctor-to-Doctor tem um enorme potencial para melhorar a eficiência dos cuidados de saúde na base. Este portal insere-se no quarto nível de telemedicina, tal como definido pela Associação Mundial de Saúde, como consultas para a gestão de cuidados de saúde entre prestadores de cuidados de saúde. Através deste portal, os médicos que trabalham em hospitais periféricos remotos podem consultar especialistas ou superespecialistas de hospitais terciários nas zonas urbanas de elite para uma gestão eficaz dos seus doentes. Uma equipa dedicada de paramédicos bem formados, com um conjunto de aparelhos técnicos limitados, pode prestar assistência aos médicos da periferia, sem causar grandes perturbações no seu trabalho de rotina. A rede eSanjeevani inclui mais de 102 000 centros de saúde e bem-estar, 12 000 pólos, 1120 centros de atendimento médico em linha e mais de 207 000 prestadores de serviços integrados no eSanjeevani.

7.3 Swasth -app (Lançada em junho de 2020)

- Oferece consultas gratuitas de telemedicina através de uma aplicação móvel.

- A aplicação encaminha os doentes para vários prestadores de serviços - marcação de exames, compra de medicamentos em linha, pedidos de assistência domiciliária e procura de actualizações sobre a disponibilidade de camas no hospital mais próximo.

- Esta aplicação foi desenvolvida por cerca de 100 hospitais de referência e start ups de tecnologia da saúde.

A aplicação "AYUSH Sanjivani" (lançada em maio de 2020): desenvolvida pelo Ministério da AYUSH e pelo MeitY, ajudará a gerar dados sobre a aceitação e a utilização das medidas e dos meios de defesa da AYUSH e deverá chegar a 50 lakh pessoas. A Índia também aproveitou o potencial dos cuidados de saúde digitais com a aplicação Aarogya Setu, para ajudar as pessoas a auto-avaliarem-se em relação ao coronavírus. iMediX (Telemedicina multilocatária baseada na Web em plataformas de código aberto)

- O sistema de base foi desenvolvido com uma arquitetura segura de 4 camadas[54] pelo IIT Kharagpur em 2010.

- A versão atual é móvel, combina cuidados domiciliários com cuidados hospitalares e tem integração com serviços de correio eletrónico e SMS. - Em 2021, será disponibilizada em https://github.com/jmGithub2021/iMediXcare uma versão de código aberto para a gestão de clínicas remotas e de OPDs electrónicos. Estão a ser implementadas diferentes versões personalizadas em alguns locais, tais como Swasthya Bhavan, Departamento de Saúde e Bem-Estar Familiar, Governo de Bengala Ocidental; B.C.Roy Technology Hospital, IIT Kharagpur, e Ramakrishna Mission Home of Services, Varanasi. Serviços de assistência médica eletrónica e teleconsulta - SeHATOPD: Testemunhando o imenso impacto e as incursões criadas pelo eSanjeevani, o Grupo de Informática da Saúde do C-DAC Mohali desenvolveu para o Ministério da Defesa, Governo da Índia - SeHATOPD - Serviços de assistência médica eletrónica e teleconsulta um portal de telemedicina - https://sehatopd.gov.in . O SeHATOPD permite consultas médicas à distância para o pessoal da defesa e seus dependentes. O SeHATOPD é alimentado pela tecnologia de telemedicina eSanjeevani e foi lançado pelo Ministro da Defesa, Shri Rajnath Singh, em 27 de maio de 2021. Está agora a ser reforçado com um par de módulos e fluxos de trabalho inovadores adicionais. Rede nacional de telemedicina para pessoas que vivem com VIH/SIDA (PVHIV) : A Organização Nacional de Controlo da SIDA, uma divisão do Ministério da Saúde e do Bem-Estar Familiar, e a Alliance India colaboraram com a C-DAC Mohali para lançar o eHIVCare - um serviço especializado de telemedicina para pessoas que vivem com o VIH/SIDA (PVHIV) - https://ehivcare.O eHIVCare é uma plataforma integrada que não só facilita as consultas à distância, como também informatizou os principais fluxos de trabalho e processos nos centros de TAR e nos centros de excelência da NACO. O eHIVCare visa melhorar a acessibilidade e a relação custo-eficácia dos serviços de cuidados e apoio, aumentando assim a participação das PVV. O eHIVCare permite que os prestadores de cuidados de saúde avaliem, diagnostiquem e tratem os doentes à distância através da telemedicina.

Iniciativas governamentais O governo indiano lançou várias iniciativas e políticas com o objetivo de prestar serviços de cuidados de saúde de forma remota e eficiente, nomeadamente: Principais iniciativas do Governo. Missão Nacional de Saúde Digital (NDHM): O Governo da Índia anunciou a NDHM a 15 de agosto de 2020 - abrindo a porta para um sistema de saúde digital universal no país. A visão é criar um ecossistema nacional de saúde digital que apoie a cobertura universal de saúde de uma forma eficiente, acessível, inclusiva, económica, atempada e segura, que forneça uma vasta gama de serviços de dados, informações e infra-estruturas. O sistema também utiliza normas interoperáveis e mantém a segurança, a confidencialidade e a privacidade das informações pessoais relacionadas com a saúde. Inclui os seguintes cinco elementos fundamentais: identificação da saúde, Digi Doctor, registo dos estabelecimentos de saúde, registos pessoais de saúde e registos médicos electrónicos. Incluirá também serviços de farmácia eletrónica e telemedicina no futuro. (Os pormenores podem ser consultados em: https://ndhm.gov.in)

ID de saúde: É uma identificação única de saúde (UHID) para identificar e validar um indivíduo, o que permitirá o acesso às informações de saúde de um paciente individual de forma segura por qualquer médico/hospital/patlab/farmácia, etc., com o consentimento do indivíduo.

 Digi Doctor: Trata-se de uma base de dados de médicos com pormenores como o nome, a instituição, a qualificação, a especialização e os anos de experiência, etc. O diretório de médicos será atualizado de tempos a tempos e mapeado com as instalações e especialidades a que esses médicos estão ligados.

Registo de Estabelecimentos de Saúde (HFR): Uma base de dados de estabelecimentos de saúde em todo o país. Esta base será mantida para facilitar o intercâmbio de dados entre estabelecimentos de saúde públicos e privados na Índia. Periodicamente, os estabelecimentos de saúde serão também actualizados.

Registos pessoais de saúde (PHR): Um PHR é uma informação eletrónica relacionada com a saúde de um indivíduo. O indivíduo pode aceder aos seus registos a partir de qualquer lugar e a qualquer momento e pode também editar as suas informações pessoais, se necessário.

Registos médicos electrónicos (EMR): É um sistema baseado na Web que contém informações completas sobre a saúde de um doente e o seu historial de tratamento. Isto permitirá aos médicos acompanhar os seus pacientes, monitorizar a sua saúde e sugerir exames e rastreios preventivos.

O programa "Bharat broadband net", que visa ligar todos os cantos do país através da Rede Nacional de Fibra Ótica (NOFN) para ligação à Internet, é outra iniciativa importante que contribuirá para a implantação de serviços de telemedicina a nível nacional. O programa ligará cerca de 6,3 lakh aldeias do país, que estarão cobertas até 2023[48] . Rede de telemedicina a nível nacional e estatal para ligar às zonas distantes os serviços de saúde públicos, criando uma espinha dorsal de rede fiável, omnipresente e de alta velocidade.

7.4 Rede Nacional de Telemedicina

Uma Rede Nacional de Telemedicina (NTN) iniciada pelo MoHFW, Governo da Índia, para fornecer serviços de telemedicina às zonas remotas e rurais de todo o país. Os nós de telemedicina devem ser estabelecidos em toda a Índia, interligando estas instalações de cuidados de saúde. Rede estatal de telemedicina No âmbito do Plano de Execução do Programa (PIP) da Missão Nacional de Saúde (NHM), dez Estados foram apoiados para a criação de uma rede estatal de telemedicina. Para criar uma espinha dorsal de rede fiável, omnipresente e de alta velocidade.

Nós de telemedicina baseados em SATCOM em Pilgrim Places para chegar a várias localizações geográficas inacessíveis. Foram utilizadas ferramentas tecnológicas espaciais para criar nós de telemedicina nos locais de peregrinação, a fim de proporcionar instalações de telemedicina entre as instalações de saúde remotas identificadas e os hospitais especializados, em colaboração com o Departamento do Espaço. Isto inclui o rastreio de doenças não transmissíveis (DNT) e a consulta de especialidade aos devotos que visitam locais como: Kashi Vishwanath Temple, Varanasi, (UP) Maa Vindhyavasini Mandir, Vindhyachal Dham, Mirzapur (UP) Sheshnag, Amarnath Pilgrimage (J&K) Pampa Hospital, Ayyappa Temple at Sabrimala in Kerala[55] .

Rede nacional de faculdades de medicina: 50 faculdades de medicina do governo estão a ser interligadas para o ensino à distância, a aprendizagem eletrónica e a consulta médica em linha, utilizando a rede nacional de conhecimentos (NKN).

O MoHFW também elaborou as diretrizes para a prática da telemedicina, o que permitirá praticar os serviços de prestação de cuidados de saúde à distância. O Niti Aayog criou a National Health Stack, uma infraestrutura digital partilhada a nível nacional para apoiar o ecossistema de cuidados de saúde. O seu objetivo é permitir a gestão e a investigação da saúde de toda a população através de uma plataforma nacional de análise da saúde que tire partido dos megadados e da IA/aprendizagem automática (ML). O objetivo do NHS é ligar sem problemas os prestadores de cuidados de saúde, os pagadores e as agências de execução aos registos electrónicos nacionais de saúde para reduzir os custos através da utilização de uma infraestrutura digital partilhada a nível nacional e promover o bem-estar de toda a população. A infraestrutura digital será detida e gerida pelo governo e estará acessível a qualquer pessoa que utilize software de API aberto.

My Health Record: fornece uma plataforma única em linha de armazenamento de registos médicos pessoais aos cidadãos da Índia, permitindo-lhes gerir os seus próprios registos médicos de forma centralizada, o que facilita grandemente o armazenamento, a acessibilidade e a partilha de dados pessoais de saúde. O My Health Record pode ser acedido a partir de qualquer lugar e a qualquer momento pelos doentes e também pelos médicos, aumentando assim a flexibilidade de um doente para visitar qualquer médico sem ter de se deslocar fisicamente, o que beneficia tanto os cidadãos como os médicos. Ajuda o médico a compreender o historial médico do doente, que é importante para o tratamento a administrar, e terá as seguintes vantagens Incluir:

- Ajuda a recuperar registos médicos que podem ter sido perdidos em formato físico.

- Os dados armazenados num formato normalizado podem ser utilizados para a análise de dados para compreender as tendências das doenças, etc.

- Reduz os erros médicos e melhora a adesão dos pacientes.

- Ajuda o paciente a obter uma segunda opinião e fornece registos médicos de emergência para pacientes inconscientes/não assistidos.

Mera Aspataal (O meu hospital): Esta aplicação é um sistema de feedback baseado em TI para recolher informações sobre o nível de satisfação dos doentes, utilizando uma abordagem multicanal: serviço de mensagens curtas (SMS), marcação externa (OBD), portal Web e aplicação móvel. A aplicação contacta automaticamente o doente (doente externo após o encerramento do OPD e doente interno no momento da alta) utilizando as ferramentas acima referidas para recolher informações sobre o nível de satisfação dos doentes. Atualmente, estão abrangidos mais de 6000 hospitais.

Sistema de registo em linha (SRO) para os doentes: O ORS é um quadro que ajuda a ligar vários hospitais para o registo em linha, o pagamento de taxas e a marcação de consultas e relatórios de diagnóstico em linha, a consulta da disponibilidade de sangue em linha, etc. Até à data, mais de 250 hospitais, incluindo hospitais como o AIIMS, Nova Deli e outros AIIMS (Jodhpur; Bihar, Rishikesh, Bhubaneswar, Raipur, Bhopal); o RML Hospital; o Sports Injury Centre (SIC), o Safdarjung Hospital; o NIMHANS; o Agartala Government Medical College; o Jawaharlal Institute of Postgraduate Medical Education and Research (JIPMER) e outros estão a bordo do ORS. Até à data, foram efectuadas mais de 36 lakh marcações em linha por utilizadores de 250 hospitais que utilizam o sistema de registo em linha.

Serviços de telemedicina nos centros de saúde e bem-estar (HWC): No âmbito do regime Ayushman Bharat, o MoHFW está a criar 1,5 lakh centros de saúde e bem-estar (HWC) nos Estados para prestar serviços de prevenção e promoção. Uma das componentes dos serviços é a prestação de serviços de consulta de telemedicina. Os Estados estão a receber apoio ao abrigo do regime NHM para a implantação de serviços de telemedicina. O CDAC Mohali desenvolveu a aplicação de telemedicina (eSanjeevani online OPD) e está a dar formação a todas as partes interessadas nos Estados. As diretrizes para o mesmo foram inalisadas e emitidas para todos os Estados.

Tele-Radiologia: A necessidade de Telerradiologia começou devido ao desequilíbrio entre a procura e a disponibilidade de serviços de diagnóstico. Na Índia, existem cerca de 10 000 radiologistas - para uma população de mais de 1,3 mil milhões de pessoas. A maioria dos radiologistas são radiologistas gerais que interpretam todos os formatos de imagiologia (tais como raios X, ultra-sons, TAC, RMN). Muito poucos são especialistas capazes de examinar uma modalidade de imagiologia específica, como a neuroimagem (centrada no cérebro e na coluna vertebral) ou a cardiovascular (centrada no coração e nos vasos sanguíneos). A falta de mão de obra e de conhecimentos especializados são os dois principais factores que afectam os serviços de diagnóstico atempados e precisos. Em certa medida, estes problemas podem ser ultrapassados através da utilização de sistemas robustos de comunicação e de transferência de imagens. Este processo, através do qual as imagens são transferidas para locais distantes para efeitos de interpretação e diagnóstico, é designado por telerradiologia. Outra razão para o crescimento da telerradiologia é o facto de a maior parte das zonas rurais da Índia não dispor de bons serviços e pessoal de radiologia. Com a telerradiologia, esta deficiência pode ser ultrapassada recorrendo à ajuda de pessoal mais experiente nos grandes centros das cidades. Além disso, mesmo nas cidades, nem todos os centros de imagiologia dispõem de conhecimentos de subespecialidade; casos difíceis em áreas específicas.

de radiologia podem ser enviados a peritos para parecerem. A interpretação de todos os estudos imagiológicos não invasivos, tais como radiografias digitalizadas, TAC, RMN, ultra-sons e estudos de medicina nuclear, pode ser efectuada através da tele-radiologia. O CollabDDS Online Radiology Services (CORS) é uma interface baseada na Web que é utilizada por diferentes comunidades de saúde para a resolução de problemas radiológicos e dentários. O CORS será acessível a médicos locais e remotos que desejem obter orientação de radiologistas especializados. Em contrapartida, os radiologistas fornecem aos médicos relatórios de diagnóstico/diagnóstico. Utilizando o CORS, os médicos podem carregar casos para encaminhar para os peritos ou podem colaborar em tempo real com os peritos, reduzindo assim o tempo de resposta. O projeto CORS foi lançado com o objetivo de fornecer interpretação radiológica em linha sobre os relatórios, para a formação médica contínua (CME) dos médicos. Este projeto é reconhecido como um passo importante para ajudar a atenuar a falta de radiologistas nos institutos de cuidados de saúde primários.

Portais Web e aplicações móveis Portal Nacional de Saúde (PNS): funciona como um portal do cidadão para os cuidados de saúde, fornecendo informações relacionadas com a saúde aos cidadãos e às partes interessadas em diferentes línguas (atualmente seis línguas). Foi também lançado um portal de voz, que fornece informações através de um número gratuito 1800-180-1104, e uma aplicação móvel

a) Vários outros portais/sítios Web, nomeadamente Cuidados de saúde globais - Doenças não transmissíveis, Programa nacional de cuidados de saúde para os idosos, Pradhan Mantri Surakshit Matritva Abhiyan (PMSMA), Mera Aspataal, Surakshit Matritva Aashwasan (SUMAN), Intensiied Mission Indradhanush-2 e National Tobacco Control Programme (Programa Nacional de Controlo do Tabaco) também apoiam ativamente os diferentes programas Portal dos Centros de Saúde e Bem-Estar (HWC) O portal dos HWC ajuda a monitorizar os progressos dos HWC ao abrigo do regime Ayushman Bharat, do portal Home-Based Care of New Born and Young Child (Cuidados Domiciliários a Recém-Nascidos e Crianças Pequenas) para fornecer informações e monitorizar o programa. Além disso, o sítio Web da Autoridade Central de Saúde Mental mantém um registo de todos os estabelecimentos de saúde mental do país. Também enumera os regulamentos e os mecanismos de coordenação para a utilização de serviços de saúde mental ao abrigo do Governo Central, para além dos pormenores relativos aos sítios Web dos organismos que prestam assistência ao Ministério.

a) Registo: Foi criado um registo principal para as unidades de saúde através da atribuição de um número de identificação nacional às unidades de saúde (NIN). Este registo está a ser utilizado para a criação de HWC e para a sementeira de serviços de saúde reprodutiva e infantil (RCH), o sistema de gestão da distribuição de medicamentos e vacinas (DVDMS), a iniciativa de melhoria da qualidade e da sala de parto (LaQshya), Mera aspataal, doenças não transmissíveis (NCD), a iniciativa Surakshit Matritva Aashwasan (SUMAN), Pradhan Mantri Surakshit Matritva Abhiyan (PMSMA)

b) Saúde móvel (mHealth): No âmbito da saúde móvel, existem várias aplicações móveis que estão a apoiar os serviços nacionais de saúde. Incluem Ayushman Bharat: aplicação móvel para centros de saúde e bem-estar, Mera Aspataal, NACO AIDS

c) diabetes: Trata-se de uma iniciativa baseada em aplicações móveis que ajuda na prevenção e no tratamento da diabetes d) cessação: Trata-se de uma iniciativa baseada em aplicações móveis que é utilizada para aconselhar e ajudar as pessoas a deixar de fumar. O seu principal objetivo é aumentar a sensibilização para a saúde e prestar apoio[50] . Tele-cardiologia: A Índia está a envelhecer mais rapidamente e prevê-se que, em 2050, tenha cerca de 20% da população com 60 anos ou mais.

Este facto constituirá um desafio para os prestadores de cuidados de saúde. Assim, a população envelhecida sofrerá um aumento da carga de doenças crónicas, desde a diabetes à hipertensão arterial, e a procura de cardiologistas está a crescer. Ao mesmo tempo, na Índia, há falta de médicos especialistas e, nas zonas rurais, a disponibilidade de médicos é mais premente. Para ultrapassar este problema, a tele-cardiologia foi implementada em muitos hospitais na Índia. Esta medida foi muito útil durante a pandemia da COVID-19, em que foram aplicadas medidas de isolamento social e de confinamento para evitar a propagação do vírus, o que criou enormes desafios para os cuidados de saúde dos doentes. Para ultrapassar estes desafios, foi iniciada a teleconsulta (telecardiologia). No entanto, a prestação de cuidados de saúde a doentes em zonas remotas sem especialistas, nomeadamente em cuidados cardíacos, criou desafios significativos no sistema de saúde. A elevada sensibilidade de prestar serviços de saúde de alta qualidade e atempados a doentes com doenças cardiovasculares levou os gestores e os prestadores de cuidados de saúde a considerar a utilização de tecnologias da informação para prestar estes serviços. A telecardiologia facilita a comunicação entre diferentes centros e fornece serviços especializados e aconselhamento cardíaco.

7.5 Iniciativas recentes

Tele-saúde Mental: A pandemia acentuou os problemas de saúde mental em pessoas de todas as idades. Para melhorar o acesso a serviços de aconselhamento e cuidados de saúde mental de qualidade e para fazer face ao enorme fardo das perturbações mentais e à escassez de profissionais qualificados no domínio da saúde mental, o governo lançou o "Programa Nacional de Tele-Saúde Mental", sendo o NIMHANS, Bangalore, o seu centro nodal. Este programa incluirá 23 centros de excelência em tele-saúde mental. O Instituto Nacional de Saúde Mental e Ciências Neurológicas de Bangalore (NIMHANS) funcionará como centro nodal e o Instituto Internacional de Tecnologias da Informação de Bangalore (IIITB) prestará o apoio técnico necessário e assegurará um aconselhamento de qualidade em matéria de saúde mental para todos. Ø ABHA (Conta de Saúde Ayushman Bharat): O governo da Índia lançou um cartão de identificação digital de saúde denominado "Ayushman Bharat Health Account" (ABHA). O objetivo desta missão era fornecer a todos os cidadãos da Índia uma identificação digital de saúde que facilitasse o acesso fácil aos registos médicos. Esta identificação é um número de identificação de 14 dígitos que pode ser utilizado em qualquer ponto da Índia. As vantagens incluem: - Todas as informações médicas, como exames, diagnósticos e prescrições de medicamentos, estão acessíveis em qualquer lugar. - Os registos médicos podem ser facilmente partilhados com hospitais, clínicas, médicos, etc. - O Registo de Profissionais de Saúde (HPR) é uma compilação dos dados de todos os médicos da Índia, disponível no portal. - O Health Facility Registry (HFR), que é uma lista de todas as instalações médicas governamentais e privadas na Índia, está disponível no portal. - Este cartão também é válido nas instalações de tratamento AYUSH. Os tratamentos incluem Ayurveda, Ioga e Naturopatia, Unani, Siddha e Homeopatia[56] .

Projectos globais de telemedicina iniciados pela Índia O Ministério dos Negócios Estrangeiros (MEA) empreendeu uma iniciativa global de telemedicina em África e no Sul da Ásia para alargar os seus serviços de saúde e de ensino baseados na telemedicina no âmbito de um projeto de rede eletrónica da Associação Sul-Asiática para a Cooperação Regional (SAARC) e pan-africana. Rede de Telemedicina da SAARC: A SAARC, criada como expressão da decisão colectiva da região de desenvolver um quadro de cooperação regional, recebeu um grande impulso durante a 14.ª Cimeira da SAARC realizada em Nova Deli em abril de 2007. Foram concluídos os trabalhos preparatórios para um projeto-piloto que ligará um ou dois hospitais em cada um dos países da SAARC aos hospitais de superespecialidade que incluem o AIIMS, Nova Deli; o SGPGIMS, Lucknow; o PGIMER Chandigarh e o CARE Hospital, Hyderabad, da Índia. O Hospital Nacional de Referência Jigme DorjiWangchuck, em Thimphu, no Butão, foi ligado ao SGPGIMS, em Lucknow, e ao PGIMER, em Chandigarh, no âmbito deste projeto, que foi inaugurado em abril de 2009. Projeto de rede eletrónica pan-africana: O MEA está a executar este projeto através da Telecommunications Consultants India, Ltd. (TCIL) para estabelecer uma infraestrutura de terminais de abertura muito pequena (VSAT) para 53 países africanos da União Africana, através de uma rede de satélites e de fibra ótica que fornecerá serviços eficazes de tele-educação, telemedicina, Internet, videoconferência e voz através do Protocolo Internet. Foram identificados dez hospitais de especialidade na Índia para prestar serviços de tele-saúde a 53 hospitais africanos remotos. 2.5 Modelos de negócio da telemedicina. Na Índia, devido ao surto de Covid-19, a consulta à distância funcionou muito bem, não só para colmatar as lacunas, mas também para criar um ecossistema concebido para prestar melhores e mais rápidos cuidados de saúde de qualidade no ambiente. Várias empresas de cuidados de saúde em fase de arranque estão a trabalhar na área da telemedicina e estão lentamente a redefinir a prestação de cuidados de saúde de qualidade na Índia e poucas emergiram como um unicórnio neste domínio. Os intervenientes no sector da telemedicina podem, em termos gerais, ser classificados em

(1) Fornecedores de tecnologia e

(2) Prestadores ou implementadores de serviços de cuidados de saúde. Os fornecedores de tecnologia são empresas que se dedicam à conceção de módulos tecnológicos para serviços de saúde. Exemplos: Yolo, Neurosynaptics, Medongo, etc. Os prestadores de serviços/implementadores são empresas que operacionalizam soluções de telemedicina e fornecem acesso de última milha aos doentes. Alguns exemplos são - Practo, Tata 1mg, Pharmeasy- midlife, Apollo Telehealth, Doc online, etc.[57] .

Sr No	Name of the company	Founded in the Year	Valuation (in $Bn)	Services	Mobile based/ web based
1.	Practo	2008 Headquarters: Bengaluru Website: www.practo.com	904	Provides a comprehensive medical directory with services like online appointment booking, online consultation, medicine delivery and diagnostics.	Mobile app based
2.	Tata -1mg	2015	45	India's leading digital consumer healthcare platform. 1mg's services majorly include e-pharmacy, diagnostics and digital consultation.	Mobile app based
3.	Pharmeasy-Medlife	2014	1.5	PharmEasy is an online platform provider for ordering medicines and diagnostic tests. It offers a smartphone app for ordering medicines from a local pharmacy and home sample collection for diagnostic testing from nearby labs.	Mobile app based
4.	CureFit	2016 www.curefit.com. Bangaluru	8	The app provides workout classes across multiple formats : physical fitness —dance, yoga, workouts, healthy food and mental well-being strength, through the day.	Mobile app based
5.	DocOnline	2016 www.doconline.com Bangalore, Karnataka		Doc-Online gives access to online healthcare professionals ,users can also access regular blogs, healthcare tips/medical advice.	Both web and mobile app based
6.	Netmeds	2010 Headquarter : Chennai netmeds.com	.	Netmeds operates an online pharmacy in India for prescription products, OTC, and health and wellness produ cts. Its app also offers doctor consultation services.	Mobile apps

7.	Lybrate	2013 www.lybrate.com Faridabad, Haryana	-	Lybrate offers an online multi-specialty telemedicine platform for patients to consult with doctors over chat, phone or video call. Users can search the doctor based on their specialization, rating, and reviews and book an appointment for video consultation. Also offers appointment booking for physical visit to the doctor and online marketplace for diagnostic tests. It has a practice management solution for doctors to manage their medical practice.	Web based
8.	Doctor Insta	2015 Gurgaon, Haryana www.doctorinsta.com	$3M -as on Aug 08, 2016	DoctorInsta is an online video-based multi-specialty telemedicne platform. Patients can search for the doctor based on their requirement and specialization, and book an online consultation. Apart from doctor's consultation, it also offers consultation with psychologist and nutritionist. It provides access to quality healthcare professionals 24x7. This service is provided through voice and video calls and with the chat feature in its application.	Mobile app based
9.	MediBuddy	2000 www.medibuddy.in Bangaluru	$1.3 billion.	MediBuddy is a mobile app based online doctor consultation with other services. It provides an online platform where users can search for healthcare providers and can communicate with them for their treatments.	Accessible both as an online portal as well as a mobile app
10.	Ask Apollo	2013 Hyderabad, India	-	AskApollo offers an online telemedicine platform for remotely consulting doctors from apollo hospitals. Users can select the doctors, pay for the consultation charges, enter patient details, consult a doctor and get the prescription. Also offers a board of specialist for consulting on a complex or chronic disease. Users can also book physical appointment, health Checkup and diagnostics at home.	Mobile based app.

Inquérito às empresas em fase de arranque: Para analisar as actuais tendências tecnológicas da telemedicina na Índia, foi realizado um inquérito às empresas em fase de arranque que trabalham na área da telemedicina. Uma vez que são as empresas em fase de arranque que colmatam a lacuna entre - os doentes e os prestadores de cuidados de saúde - o sistema de saúde tradicional e as necessidades emergentes em matéria de cuidados de saúde[58] .

Cria - Oportunidades de emprego e contribui para o crescimento económico do país. - Um ecossistema para prestar melhores e mais rápidos cuidados de saúde de qualidade no ambiente Promove - Promove a investigação e o desenvolvimento, bem como a investigação e a inovação - Ligação a instituições de conhecimento. - Adotar - Tecnologias novas e avançadas - Exigências emergentes em matéria de cuidados de saúde: lexíveis, esforçando-se por moldar o sector à escala mundial. Inicialmente, o inquérito foi realizado em modo primário. Mas os resultados do inquérito não foram muito encorajadores, pelo que foi realizado um inquérito em modo secundário[59-60] .

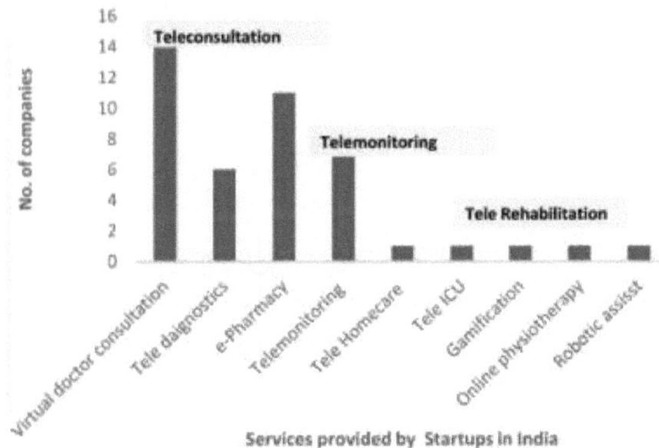

Figura 7.2   Resultado do inquérito: Análise das startups em vários parâmetros

(Fonte: https://github.com/jmGithub2021/iMediXcare)

Capítulo 8: Tendências e implicações futuras

Em vários países ultramarinos, como o Reino Unido, a Finlândia, a Europa, Taiwan, a América do Norte, a Austrália, a China, etc., foram lançados, nos últimos 10 a 15 anos, vários programas destinados a facilitar os serviços de saúde à distância. Para além da prestação de cuidados de saúde à distância, alguns países também oferecem programas de tele-saúde que incluem formação médica para formar médicos, pessoal paramédico, etc. Devido à pandemia de COVID-19, as consultas virtuais aumentaram em vários países como os Estados Unidos da América, a China, o Japão, a França, a Suécia, a Rússia, etc., incluindo a Índia. Singapura está na vanguarda da Ásia em termos de adoção da telemedicina e de eficiência do sistema de saúde. O Canadá é um dos primeiros a adotar a proteção de dados no domínio da saúde em linha; é pioneiro na adoção de normas nacionais vinculativas e na interoperabilidade. O Canadá foi o único país a estabelecer um processo de certificação que visa os produtos e serviços dos intervenientes no mercado. O Japão utiliza a telemedicina como complemento do tratamento presencial.

As consultas virtuais na América do Norte e na Europa Ocidental, onde a largura de banda da Internet e a acessibilidade dos telemóveis são suficientes, estão a funcionar com êxito. A Coreia do Sul é outro bom exemplo de um sistema de saúde estabelecido. A Coreia do Sul também utilizou a sua força tecnológica na área da inteligência artificial e da análise de grandes volumes de dados para controlar a propagação do coronavírus no país. A análise de grandes volumes de dados facilitou a integração de dados de várias entidades, como hospitais, organizações governamentais, serviços financeiros, operadores móveis, etc. Isto ajudou a rastrear as informações relativas à pessoa infetada (histórico de viagens/outras actividades) e as mesmas podem ser comunicadas às pessoas na localidade através de notificações móveis. A utilização da IA e da análise de dados permite que o governo preveja possíveis aglomerados do vírus, o que ajudou a definir ou a decidir sobre os aspetos relevantes relativos à gestão da COVID 19. Países como o Canadá, a Dinamarca e a Alemanha conseguiram lidar com a pandemia de forma mais eficaz devido à presença de um sistema de saúde pública forte, à determinação política e a uma melhor infraestrutura de testes. A disponibilidade de dados digitais é um dos principais factores que facilitam o sistema de saúde digital nestes países.

8.1 Tendências globais:

Práticas e serviços de telemedicina Desde o início do século passado, foram comunicados vários esforços no sentido de utilizar a tecnologia das telecomunicações para consultas à distância em medicina e cirurgia. Na sua maioria, tinham como objetivo demonstrar a aplicação social dos avanços da tecnologia das telecomunicações nos cuidados de saúde. Mesmo passados cem anos, a mesma motivação está a impulsionar a aplicação social da telemedicina, até que recentemente a COVID-19. A pandemia de COVID-19 forçou a sociedade a levá-la mais a sério e colocou-a na vanguarda da prestação de cuidados de saúde. Nas secções seguintes, apresentamos alguns exemplos típicos do percurso da telemedicina a partir do início do século XX[61] .

 Os primeiros sistemas de telemedicina A utilização das telecomunicações para a transmissão de sinais biomédicos foi demonstrada por Willem Einthoven[62] , o inventor da eletrocardiografia (ECG), já em 1906. O galvanómetro de fio por ele concebido exigia muito espaço e elevadas competências técnicas para a sua manobra. Tratava-se de um equipamento imóvel. Para a sua utilização clínica, foi utilizada uma ligação telefónica entre o laboratório de fisiologia da Universidade de Leiden, nos Países Baixos, e a clínica do Hospital Académico, a cerca de um quilómetro de distância, o que deu origem ao termo telecardiologia pela primeira vez[63] . Mesmo após o avanço da tecnologia de instrumentação médica, com uma redução substancial do custo e do tamanho, nos EUA, na década de 1920, existiam serviços de diagnóstico à distância através da transmissão de ECGs e EEGs utilizando linhas telefónicas. Havia relatos de outros tipos de serviços relacionados com a telemedicina, como a prestação de consultas clínicas a marinheiros a partir do mar, utilizando a telegrafia e a transmissão de vozes por rádio. Nos EUA, vários esforços deste tipo prosseguiram em meados do século XX. Um exemplo típico é o funcionamento de serviços telepsiquiátricos na década de 1950, num hospital psiquiátrico estatal e na Instituição Psiquiátrica do Estado do Nebraska, utilizando ligações de comunicação por micro-ondas. Por volta da mesma altura, a NASA e os serviços de saúde pública dos Estados Unidos desenvolveram um programa conjunto de telemedicina para servir a reserva indígena de Papago, no estado do Arizona[64] . Na década de 1970, paramédicos de hospitais urbanos em aldeias remotas do Alasca e do Canadá foram formados e supervisionados através de orientação remota utilizando sistemas de comunicação por satélite ATS-6[65]

. No Japão, na década de 1970, foram realizados alguns projectos-piloto de telemedicina[66] utilizando linhas telefónicas e sistemas de televisão por cabo. Sistemas de telemedicina durante a revolução digital Depois de 1990, durante cerca de uma década e meia, verificou-se um rápido avanço da tecnologia digital e o custo da comunicação de dados e dos sistemas multimédia foi drasticamente reduzido. Consequentemente, houve muitos esforços para utilizar plataformas e dispositivos digitais para a implantação da tecnologia de telemedicina. No entanto, os sistemas continuavam a ser concebidos para ligações de comunicação dedicadas e a comunicação de dados era o principal obstáculo à utilização destes sistemas, o que impedia o crescimento dos serviços de telemedicina. É de notar que a Internet ainda estava a dar os primeiros passos durante este período e que a tecnologia Web ainda não tinha amadurecido. De seguida, destacam-se alguns exemplos de sistemas deste tipo. No Japão, em 1994, foi criada uma rede de telemedicina[67] que ligava os Centros Nacionais de Oncologia de Tóquio e Chiba, que fica a cerca de 30 km de Tóquio. A rede foi utilizada para a tele-formação de profissionais médicos. A comunicação de dados foi efectuada através de uma linha ótica alugada com um débito de dados de 6 Mbps. A ligação foi posteriormente melhorada para suportar um débito de transferência de dados de 18 Mbps utilizando o protocolo ATM. Além disso, foi utilizada uma ligação B-ISDN com um débito de dados de 156 Mbps. Em poucos anos, 14 centros regionais de luta contra o cancro foram ligados a esta rede utilizando serviços de comunicação de retransmissão de quadros. Foram também organizadas conferências televisivas, através das quais os participantes discutiam qualquer caso médico partilhando uma imagem fixa com resolução HDTV. Anualmente, mais de 15 000 profissionais de saúde utilizavam este sistema para realizar conferências regulares em diversas áreas, como enfermagem, radiologia, oncologia, patologia, etc. Utilização da telemedicina para o tratamento de casos de acidente e de emergência, principalmente para a gestão de casos ortopédicos[68] começou em Lincolnshire, no Reino Unido, em 1996. O sistema permitia a realização de teleconsultas entre um especialista de um District General Hospital (DGH) de Boston e os médicos de duas Minor Injury Units (MIU) de Skegness e Johnson, utilizando uma linha RDIS com uma velocidade de transmissão de dados de 128 Kbps. As imagens médicas, captadas por scanners digitais, câmaras digitais, etc., eram transferidas utilizando a tecnologia store and forward, e as consultas em linha eram efectuadas utilizando uma unidade de videoconferência de secretária num PC Pentium. Também havia disposições para a transmissão em linha de imagens de raios X. O sistema tinha sido amplamente utilizado no tratamento de doentes que sofriam predominantemente de fracturas, entorses, distensões e lacerações. Foi efectuado um estudo sobre a eficácia da utilização da tecnologia store and forward para a comunicação e compressão de dados em telepatologia na Coreia do Sul[69] .

Neste caso, foram captadas imagens digitais de lâminas patológicas de um microscópio, comprimidas utilizando o esquema de compressão JPEG de qualidade moderada e transmitidas a dois centros especializados para diagnóstico. As imagens foram captadas no Samsung Medical Center, em Seul, e os patologistas do Korea University Hospital, em Seul, e do John Hunter Hospital New Castle, na Austrália, forneceram o diagnóstico a partir dos seus locais remotos. Além disso, foi também contratado um patologista independente para fornecer os relatórios de diagnóstico através da visualização direta das lâminas. Observou-se que havia um elevado grau de concordância entre os relatórios patológicos e os relatórios independentes do patologista que visualizava diretamente as lâminas. Tal como a telepatologia, para estudar a eficácia do diagnóstico à distância utilizando ecocardiogramas, estes foram transmitidos em tempo real sob a forma de vídeos comprimidos[70] . O estudo foi realizado no Duke University Medical Center, em Durham, Carolina do Norte, que actuou como centro de referência para fornecer pareceres especializados a nove pequenos centros, que se encontravam a distâncias de 9 Km a 200 Km (média de 160 Km). Cada um destes centros dispunha de um sistema de imagem USG. Para a transmissão dos cardiogramas foi utilizada uma unidade de videoconferência. O vídeo foi transmitido a 15-18 fotogramas por segundo, em tempo real, através de uma ligação ISDN. Para análise comparativa, foi efectuado um estudo independente por um cardiologista pediátrico com os ecocardiogramas gravados em vídeo de maior qualidade. O estudo foi efectuado no período compreendido entre janeiro de 1998 e janeiro de 2001.

Foi registada uma elevada concordância (383 casos em 401). Também foi observado que o sistema não era adequado para interpretar imagens de Doppler a cores. 29 Outro projeto-piloto notável foi relatado em Taiwan durante este período[71] . Neste projeto, a consulta clínica remota estava a ser fornecida utilizando uma linha T1 alugada e uma ligação ISDN a partir do National Taiwan University Hospital (NTUH). Vários centros nodais em locais remotos estavam ligados a este sistema. O sistema era apoiado por uma base de dados multimédia. As imagens de diagnóstico de diferentes modalidades no formato DICOM 3.0, como a TAC, a RM e a radiografia, etc., eram utilizadas nas consultas. O sistema também facilitou a transmissão de vídeos comprimidos em MPEG de USG, endoscópios, etc. Tem também a função de armazenar e encaminhar a transferência de imagens. O sistema teve um elevado grau de aceitação por parte dos doentes, dos médicos consultores e dos técnicos. Em Singapura, foi apresentado um projeto-piloto[72] para estudar a eficácia da tele-oftalmologia. O estudo foi efectuado pelo Tan Tock Seng Hospital (TTSH, Singapura). Neste projeto, a partir de uma clínica, foram transmitidos vídeos médicos de qualidade HDTV para o centro de referência para diagnóstico e, para a videoconferência em linha entre um doente da clínica e um oftalmologista do hospital, foram utilizados vídeos de qualidade moderada a baixa. As marcações para a teleconsulta foram definidas antes da consulta, seguindo um protocolo de comunicação seguro entre os sistemas de informação do hospital em ambas as extremidades. Participaram no ensaio cerca de 100 doentes. Foram dois oftalmologistas que examinaram os doentes. Um deles examinou os doentes diretamente na clínica e o outro especialista utilizou de forma independente o sistema de telemedicina para o diagnóstico e a consulta. Foi observada uma elevada concordância entre eles em todos os casos. Sistemas de telemedicina actuais Tem havido um crescimento fenomenal da Internet e um rápido avanço da tecnologia web e móvel. A tecnologia está agora suficientemente amadurecida para permitir a prestação de cuidados de saúde à distância com um maior alcance, a preços acessíveis e mantendo uma elevada qualidade dos serviços de comunicação de dados. Este facto catalisou o aparecimento de redes nacionais de saúde em vários países e há vários programas de telemedicina em todo o mundo. Alguns desses programas nacionais são citados a seguir.

Na Dinamarca, foi criada uma rede central[73] para ligar todos os hospitais do país. Os sistemas são interoperáveis, mantendo os registos médicos electrónicos (EMR) e as receitas electrónicas integradas. São também apoiados pelo Sistema de Informação Radiológica (RIS) e pelo Sistema de Arquivamento e Comunicação de Imagens (PACS). Em Israel, existem quatro organizações de manutenção da saúde (HMO) de âmbito nacional e sem fins lucrativos, nomeadamente a Clalit, a Maccabi, a Meuhedet e a Leumit. Todos os serviços de saúde são prestados por estas organizações ao abrigo de um seguro. Todos os hospitais do país, bem como as HMO, utilizam sistemas de informação médica interoperáveis[74] que são capazes de partilhar registos médicos electrónicos, informações sobre serviços de cuidados de saúde, etc.[75] . Em Inglaterra, existe uma rede de banda larga, a Health and Social Care Network (HSCN) (https://digital.nhs.uk/services/health-and-social-care-network), que liga todas as organizações de saúde e de cuidados do Serviço Nacional de Saúde inglês (NHS). A infraestrutura é utilizada na coordenação dos serviços de saúde e de assistência social através do intercâmbio fiável de informações médicas. Tem havido um aumento significativo do número de projectos de telemedicina em diferentes países, uma vez que os sistemas se tornaram mais fáceis de utilizar e de implementar. São concebidos e desenvolvidos utilizando protocolos da Internet e tecnologia Web. Os seus custos foram drasticamente reduzidos, uma vez que podem ser acedidos através de navegadores de Internet normais a partir de locais remotos e ser alojados em servidores em nuvem. Além disso, a penetração dos telemóveis inteligentes na nossa sociedade e a disponibilidade de serviços de dados sem fios de elevada largura de banda estão a acelerar o processo. São cada vez mais as informações sobre várias aplicações móveis úteis[74] . De seguida, apresentam-se algumas iniciativas típicas de utilização da telemedicina para a prestação de serviços de cuidados de saúde especializados durante este período. O Brasil tem um programa nacional de telessaúde Telessaude (www.telessaudebrasil.org.br) Desde 2005, o Sistema Único de Saúde (SUS)[76] , tem vindo a prestar serviços de cuidados de telessaúde numa rede estatal utilizando um sistema de telemedicina, denominado Sistema Integrado de Telemedicina e Telessaúde do Estado de Santa Catarina (STT).

A Secretaria de Estado da Saúde de Santa Catarina (SES/SC) e a Universidade Federal de Santa Catarina (UFSC) colaboraram para o desenvolvimento do sistema. Os serviços incluem diagnósticos remotos em diversas especialidades, como eletrocardiografia, dermatologia, eletroencefalografia, radiologia, etc. Posteriormente o sistema foi integrado a um sistema PACS, o que aumentou significativamente sua utilização. Existem também dois outros programas públicos de telemedicina em curso desde 2006. O Ministério da Saúde (MS) lançou o Programa Rede Nacional de Telessaúde e o Ministério da Ciência, Tecnologia e Inovação iniciou a Rede Universitária RUTE-Telemedicina para implantar a telemedicina em todo o Brasil. Numa iniciativa importante em 2006, os médicos de Parintins, situada no meio da Amazónia, iniciaram consultas de telemedicina entre os médicos locais e especialistas em São Paulo, e o programa continua até à data. Para construir a infraestrutura de comunicação de dados necessária (por exemplo, rede WIMAX), foram envolvidas empresas privadas de tecnologia, incluindo a Intel. Noutra iniciativa importante, o Ministério da Saúde brasileiro iniciou programas de tele-UTI para ligar muitos hospitais de diferentes regiões às zonas rurais do país. O programa reduziu a necessidade de transporte de pacientes para as cidades em caso de problemas de saúde como ataques cardíacos, derrames e sepse. Os médicos das zonas urbanas podem utilizar câmaras PTZ para inspecionar visualmente um doente e também utilizar plataformas de telemedicina para recolher e interpretar sinais vitais em tempo real. A tecnologia e o software para as UTIs virtuais foram fornecidos principalmente pela Cerner, em parceria com as empresas brasileiras Intensicare e IMFtec. No entanto, a telemedicina é restrita como consulta entre prestadores de serviços de saúde, uma vez que os médicos não estão legalmente autorizados a visitar pacientes através de sistemas de videoconferência. Noutros países da América Latina, existem várias iniciativas para a execução de programas de telemedicina[77] . Por exemplo, no México, os serviços de saúde para os trabalhadores do sector formal são prestados pela rede de segurança social, o que é facilitado por serviços de telemedicina prestados por empresas privadas como a Lumed Health (http://www.lumedhealth.com/). Existem também acordos para a realização de consultas de telemedicina entre os médicos dos EUA e do México com sistemas de saúde como a Mayo Clinic e o Massachusetts General. No Chile, estão a ser executados vários projectos de telemedicina. Por exemplo, a AccuHealth (https://www.accuhealth.cl/), uma empresa chilena, presta serviços de telemonitorização especificamente a doentes que sofrem de doenças crónicas que requerem cuidados domiciliários. No Peru, o Governo construiu uma rede de fibra ótica em todo o país (www.proinversion.gob.pe/RedDorsal/) para apoiar os serviços de telemedicina. Na Argentina, o Ministério da Saúde e o Ministério do Planeamento Federal e do Investimento Público lançaram o Projeto de Ciber-Saúde para a instalação de fibra ótica e para facilitar os hospitais com sistemas de videoconferência.

O Centro para Jovens Adultos e Famílias do Departamento de Psiquiatria da Universidade da Califórnia, São Francisco (UCSF), EUA, está a desenvolver um programa de telemedicina para ajudar jovens adultos e adolescentes que sofrem de problemas de saúde mental. (www.psych.ucsf.edu/telemedicine-project). Para gerir estes serviços, o centro utilizou várias tecnologias baseadas na Internet, mensagens de texto, chats, videoconferências e plataformas de redes sociais, como o Facebook. Noutra aplicação interessante da telemedicina, foi concebido e desenvolvido um vestuário inteligente para a monitorização domiciliária de doentes cardíacos[78]. Havia dispositivos que monitorizavam o ECG, a respiração e os movimentos de um doente equipado com o vestuário. No local de tratamento, utilizando uma interface de ecrã tátil, os sinais captados eram armazenados e analisados. Os mesmos dados digitalizados eram também enviados a três cardiologistas por correio eletrónico, com a ajuda de um dongle do sistema universal de telecomunicações móveis (UMTS). Num estudo piloto durante um mês, todos os dias três doentes participaram em sessões de telemonitorização de 3 minutos utilizando a plataforma. Verificou-se que o sistema era eficaz na transmissão de dados de boa qualidade para a telemonitorização. Em 2018, a Organização Mundial de Saúde apresentou uma definição clara das Intervenções de Saúde Digital (DHI) e dos seus componentes[79]. A telemedicina é identificada como uma componente em rápida evolução das DHI, que terá impacto no sistema de prestação de cuidados de saúde para doenças relacionadas com o estilo de vida[80] e doenças infecciosas num futuro recente[81]. O relatório define a telemedicina como a prestação de serviços de saúde à distância. As intervenções de telemedicina são ainda agrupadas nos quatro níveis seguintes.

- Consultas entre o cliente remoto e o prestador de serviços
- Monitorização remota da saúde do cliente ou dos dados de diagnóstico pelo prestador
- Transmissão de dados médicos ao prestador
- Consultas de gestão de casos entre **prestadores** de cuidados de saúde

Capítulo 9: Conclusões

A pandemia de COVID-19 sublinhou a importância e a necessidade de utilizar os serviços de telemedicina e mostrou também as suas vantagens e limitações aos médicos e aos doentes em medicina e cirurgia. Há vários desafios tecnológicos e de implementação que temos de ultrapassar para que a telemedicina seja amplamente aplicada na nossa sociedade. A infraestrutura de comunicação digital é a necessidade do momento. Existe um grande fosso entre as zonas rurais e urbanas. Uma vez que a telemedicina pode ser fundamental para eliminar este fosso no sector dos cuidados de saúde, é imperativo melhorar e reforçar as infra-estruturas de comunicação de dados. Há também falta de mão de obra com formação adequada para prestar serviços de saúde digitais. De um modo geral, todos os membros da nossa sociedade devem ter poder económico e formação académica para utilizar esta tecnologia através de telefones inteligentes, etc. Esta é a principal questão fundamental, que não pode ser resolvida isoladamente, a menos que haja um progresso e uma prosperidade globais que beneficiem todos os sectores da nossa sociedade. A principal limitação tecnológica sentida por um médico durante uma consulta à distância é a ausência de informação que adquire durante o exame físico. São apresentadas várias soluções tecnológicas inovadoras que utilizam a robótica, novos instrumentos audiovisuais, tácteis e outras formas de instrumentos baseados em sensores, mas que ainda têm de ser amadurecidas e testadas em aplicações reais. Apesar de todas estas barreiras e estrangulamentos, a telemedicina tem-se revelado eficaz e necessária nos serviços de saúde actuais.

Em 2019, a dimensão do mercado da indústria da telemedicina era de 45,5 mil milhões de dólares, prevendo-se que cresça a uma taxa de crescimento anual cumulativa (CAGR) de 19,3%, com um volume de negócios global previsto de cerca de 175,5 mil milhões de dólares em 2026[82] . Na Índia, o número de utilizadores de smartphones e da Internet aumentou drasticamente, esta tendência pode impulsionar a adoção da telemedicina e de outras tecnologias digitais no país. A Índia pode tirar partido do facto de se ter iniciado tardiamente neste domínio em comparação com outros países desenvolvidos e, por conseguinte, tem a grande oportunidade de adotar não só as melhores práticas do mundo, mas também de implementar as tecnologias novas e emergentes para várias aplicações em telemedicina. As empresas indianas de TI precisam de utilizar a sua força para desenvolver soluções específicas para as necessidades indianas.

9.1 Recomendações

- Sistema de cuidados de saúde conectado: Necessidade de uma integração perfeita entre as várias plataformas disponíveis e os vários serviços requeridos pelo doente.

- Dados seguros normalizados e interoperáveis: Necessidade de adoção de normas como FHIR, DICOM, SNOMED CT, etc. - A segurança e a privacidade dos dados têm de estar em conformidade com o quadro jurídico nacional e internacional

- Facilitar a implantação da rede 5G e da rede baseada em satélites (LEO) permitirá uma acessibilidade sem descontinuidades - 5G: possibilidade de novos empreendimentos e aplicações de telemedicina como a telecirurgia e a tele-UTI serão praticadas de forma eficiente.

- Acessível e eficiente: É necessário que os actores privados e o Governo dêem as mãos (PPP).

- Integração de plataformas: É necessária a integração entre hospitais, entre hospitais, entre diagnósticos e farmácias. - Integração com os cuidados domiciliários: Os serviços de telemedicina de um hospital devem ter uma integração perfeita com os serviços de cuidados domiciliários.

- Tecnologias avançadas (Saúde 4.0): Necessidade de tirar partido de mais aplicações de : IA, análise, IOMT, nuvem, cadeia de blocos, robótica, visão computacional, etc.

- Garantir a equidade: Deve-se ter o cuidado de implementar de forma inclusiva os serviços de telemedicina para garantir que os sectores mais desfavorecidos da comunidade não sejam deixados para trás.

- Utilização de uma biblioteca de fonte aberta: A OSL permitirá reduzir o custo de implementação do software para o sistema de telemedicina.

- Seguro médico: Necessidade de aprovação da telemedicina pelo sistema de seguro médico.

- Normas de telessaúde em conformidade com as normas mundiais[83] .

Capítulo 10: Referências

1. O que é a saúde digital? Revisão das definições Farhad FATEHI a,b, Mahnaz SAMADBEIK c,1 e Azar KAZEMI d aMonash University, Melbourne, Austrália bTehran University of Medical Sciences, Teerão, Irão c Lorestan University of Medical Sciences, Khorramabad, Irão dMashhad University of Medical Sciences, Mashhad, Irão
2. https://www.techtarget.com/searchhealthit/definition/digital-health-digital-healthcare
3. Int J Environ Res Public Health. 2023 Feb; 20(4): 3407. Publicado online em 2023 Fev 15.
4. https://www.intechopen.com/chapters/78328
5. https://www.ncbi.nlm.nih.gov/pmc/articles/PMC7104202/
6. https://www.ncbi.nlm.nih.gov/pmc/articles/PMC7316111/
7. Vidal-Alaball J, et al. A telemedicina face à pandemia de COVID-19. Aten Primaria. 2020; 52(6):418-422.
8. https://www.futurelearn.com/info/courses/investing-in-diagnostics-for-the-silent-amr-pandemic-what-has-covid-19-taught-us-/0/steps/273158
9. https://www.ncbi.nlm.nih.gov/pmc/articles/PMC5298703/
10. https://itrexgroup.com/blog/predictive-analytics-in-healthcare-top-use-cases/
11. https://rehabupracticesolutions.com/technology-digital-health/
12. https://www.healthit.gov/faq/what-electronic-health-record-ehr
13. https://www.healthit.gov/buzz-blog/electronic-health-and-medical-records/emr-vs-ehr-difference/
14. https://www.carecloud.com/continuum/digital-health-importance-and-benefits/#:~:text=Prevention%20Before%20Treatment,health%20has%20been%20irreparably%20affected.
15. https://www.ncbi.nlm.nih.gov/pmc/articles/PMC7912705/
16. https://en.wikipedia.org/wiki/NHS_Digital
17. https://digital.nhs.uk/about-nhs-digital/corporate-information-and-documents/nhs-digital-s-annual-reports-and-accounts/nhs-digital-annual-report-and-accounts-2016-to-2017
18. https://digital.nhs.uk/
19. https://digital.nhs.uk/services/spine
20. https://www.digitalhealth.gov.au/initiatives-and-programs/my-health-record#:~:text=Your%20record%20brings%20together%20health,uploaded%2C%20all%20in%20one%20place.
21. https://en.wikipedia.org/wiki/My_Health_Record
22. https://e-estonia.com/solutions/healthcare/e-health-records/
23. https://en.wikipedia.org/wiki/E-Estonia
24. https://www.sundhed.dk/borger/service/om-sundheddk/om-organisationen/ehealth-in-denmark/background/
25. https://www.smartnation.gov.sg/initiatives/health/healthhub/
26. https://en.wikipedia.org/wiki/Synapxe
27. https://www.healthcareitnews.com/news/asia/south-korea-begins-nationwide-telemedicine-pilot

28. https://www.infoway-inforoute.ca/en/about-us
29. https://en.wikipedia.org/wiki/Canada_Health_Infoway
30. https://en.wikipedia.org/wiki/Sistema_%C3%9Anico_de_Sa%C3%BAde
31. https://www.mhealthkenya.org/
32. https://www.linkedin.com/pulse/sustainability-mhealth-systems-kenya-tonny-m-mwendwa/
33. NHS England " Transformação digital
34. Eaton, Kenneth A. "The development of digital dentistry in the UK: An overview." *Primary dental journal* vol. 11,4 (2022): 94-98. doi:10.1177/20501684221134198
35. Kengne Talla P, Makansi N, Michaud PL, Durand R, Allison PJ, Emami E. Saúde Oral Virtual no Canadá: Uma Análise Crítica Comparativa das Orientações de Prática Clínica durante a Pandemia COVID-19. Int J Environ Res Public Health. 2023 Mar 6;20(5):4671. doi: 10.3390/ijerph20054671. PMID: 36901681; PMCID: PMC10002179.
36. Inquimbert C, Malthierry E, Arzens G, Camman P, Charvier M, Cuisinier F, et al. Teledentistry in France: example of the e-DENT Project. In: Giraudeau N, editor. Cuidados de saúde eletrónicos em medicina dentária e oral. Springer, Cham; 2018:143-54. doi:10.1007/978-3-319-69450-4_12
37. Giraudeau N, Valcarcel J, Tassery H, Levallois B, Cuisinier F, Tramini P, et al. Projet e-DENT: téléconsultation bucco-dentaire en EHPAD. Eur Res Telemed Rech Eur En Télémédecine. 2014;3(2):51-6.
38. Scheerman JFM, van Empelen P, van Loveren C, van Meijel B. Uma aplicação móvel (WhiteTeeth) para promover um bom comportamento de saúde oral entre adolescentes holandeses com aparelhos ortodônticos fixos: abordagem de mapeamento de intervenção JMIR mHealth e uHealth. 2018;6(8), e163.
39. Scheerman JFM, van Meijel B, van Empelen P, Verrips GHW, van Loveren C, Twisk JWR, et al. The effect of using a mobile application ("WhiteTeeth") on improving oral hygiene: a randomized controlled trial. Int J Dent Hyg. 2019. doi: 10.1111/idh.12415
40. Carrard VC, Martins MA, Molina-Bastos CG, Concalves MR. WhatsApp: uma plataforma de telemedicina para facilitar a consulta remota de medicina oral e melhorar os exames clínicos - algumas considerações. Oral Surg Oral Med Oral Pathol Oral Radiol, 2017;123(3):408
41. Bavaresco CS, Bragança SG, DÁvila Op, Umpierre R, Harzheim E, Rodrigues JA. Odontopediatria na atenção primária à saúde: criação, desenvolvimento e avaliação de um curso de educação a distância. Telemed J E Health. 2018;24(8)624-30.
42. Haddad AE, Skelton-Macedo MC, Abdala V, Bavaresco C, Mengehel D, Abdala CG, et al. Segunda opinião formativa: qualificando profissionais de saúde para o sistema único de saúde através do programa brasileiro de telessaúde. Telemed J E Health. 2015;21(2):138-42
43. Glassman P, Harrington M, Namakian M, Subar P. The Virtual Dental Home: bringing oral health to vulnerable and unserved populations. J Calif Dent Assoc. 2012; 40(7):569-77
44. Glassman P, Helgeson M, Kattlove J. Using telehealth technologies to improve oral health for vulnerable and underserved populations (Utilização de tecnologias de telessaúde para melhorar a saúde oral de populações vulneráveis e carenciadas). J Calif Dent Assoc. 2012; 40(7):579-89.
45. Kohli R, Clemens J, Mann L, Newton M, Glassman P, Schwarz E. Formação de higienistas dentários para a colocação de restaurações terapêuticas provisórias num programa de

teledentistry baseado na escola: Oregon's Virtual Dental Home. J Public Health Dent. 2021;81.

46. Scheerman JFM, Hamilton K, Sharif MO, Lindmark U, Pakpour AH. Uma intervenção baseada na teoria entregue por uma plataforma de mídia social online para promover a saúde bucal entre adolescentes iranianos: um ensaio clínico randomizado controlado por cluster. Psychol Health (no prelo).

47. Hashemian TS, Kritz-Silverstein D, Baker R. Text2Floss: the feasibility and acceptability of a text messaging intervention to improve oral health behavior and knowledge (Texto2Floss: a viabilidade e aceitabilidade de uma intervenção de mensagens de texto para melhorar o comportamento e os conhecimentos em matéria de saúde oral). J Public Health Dent. 2015;75(1):34-41.

48. Dental Coach [sítio Web]. 2021 (https://www. dentalcoach.app/en/, acedido em 28 de janeiro de 2024).

49. Scheerman J, Giraudeau N, El-kadi I, De Groot J, Aa S, Van Meijel B, et al. A aplicação dental-coach: a sua usabilidade e a mudança de comportamento dos pacientes em matéria de saúde oral. Sessão Geral da IADR/AADR/CADR; 2020 (https://iadr.abstractarchives.com/ abstract/20iags-3319938/the-dental-coach-appits-usability-and-patients-oral-health-behaviorchange, acedido em 28 de janeiro de 2024).

50. ndhm [Internet]. Niti. Disponível em: https://www.niti.gov.in/sites/default/files/2023-02/ndhm_strategy_overview.pdf

51. e-DantSeva [sítio Web]. NOHP, MOHFW, Governo da Índia; 2021 (http://edantseva.gov. in/, acedido em 2 de janeiro de 2024).

52. Organização Mundial de Saúde (OMS). (n.d.). https://www.who.int/docs/default-source/documents/gs4dhdaa2a9f352b0445bafbc79ca799dce4d.pdf?sfvrsn=f112e de5_48

53. Disponível em: https://www.tifac.org.in/images/latestreports/Telemedicine_Study_Report

54. (Fonte: https://www.indiastack.global/esanjeevani/)

55. .https://health.tripura.gov.in/?q=tele_medicine

56. Acesso a serviços especializados através da telemedicina na Índia Documento de trabalho das TIC Índia n.º 21 Nirupam Bajpai e Manisha Wadhwa novembro de 2019

57. Acesso a serviços especializados através da telemedicina na Índia Documento de trabalho das TIC Índia n.º 21 Nirupam Bajpai e Manisha Wadhwa novembro de 2019

58. J. Mukherjee, A.K. Majumdar, A. Banerjee, B. Acharya, A. Nayak, e U.V. Reddy, Telemedicine for Leprosy, IETE Technical Review, Vol. 18, no. 4, pp.243-252, 2001.

59. https://jmukhopadhyay.blogspot.com/2011/12/telemedicine retrospetiva.html

60. https://github.com/jmGithub2021/iMediXcare

61. Os cuidados de saúde tornam-se móveis: Evolução da teleconsulta e da farmácia eletrónica na nova normalidade, setembro de 2020, E&Y

62. Acesso a serviços especializados através da telemedicina na Índia Documento de trabalho das TIC Índia n.º 21 Nirupam Bajpai e Manisha Wadhwa novembro de 2019

63. Salto para um sistema de saúde digital , Re-imaginar os cuidados de saúde para todos os indianos, FICCI, 2020

64. T.L. Huston e J.L. Huston. A telemedicina é uma realidade prática? Communications of the ACM. 43(6):9-13, 2000

65. C.W. Dohner, T.J. Cullen, e E.A. Zinster. Avaliação do satélite ATS-6: The inal report of the communications satellite demonstration in the WAMI Decentralized Medical Education Program at the University of Washington Preparado para o Centro Nacional de Comunicação Biomédica de Lister Hill, Seattle, Universidade de Washington, 1975

66. T. Takahashi. The present and future of telemedicine in Japan, International Journal of Medical Informatics. 61:131-137, 2001.

67. H.Mizushima, E. Uchiyama, H. Nagata, Y. Matsuno, R. Sekiguchi, H. Ohmatsu, F. Hojo, T. Shimoda, F. Wakao, T. Shinkai e N. Yamaguchi. Japanese experience of Telemedicine in oncology, International Journal of Medical Informatics. 61:207- 215, 2001

68. M. Beach, P. Miller, e I. Goodall. Evaluating telemedicine in an accident and emergency setting, Computer Methods and Programs in Biomedicine. 64:215-223, 2001.

69. E.S. Lee, I.S. Kim, J.S. Choi, B.W. Yeom, H.K. Kim, G.H. Ahn, e A.S.Y. Leong. Practical telepathology using a digital camera and the internet, Telemedicine Journal and e-Health. 8(2):159-165, 2002.

70. A.S. Milazzo Jr, J.R. Herlong, J.S. Li, S.P. Sanders, M. Barrington, e A.R. Bengur. Real time transmission of pediatric echocardiograms using a single isdn line, Computers in Biology and Medicine. 32:379-388, 2002.

71. C.C. Lin, H.S. Chen, C.Y. Chen, e S.M. Hou. Implementation and evaluation of a multifunctional telemedicine system in NTUH, International Journal of Medical Informatics. 61:175-187, 2001].

72. H. Yao, Y. Wu, Z. Wei, Z. Zhao, L.H. Ngoh, R.H. Deng e S. Yu. Teleoph: Um sistema seguro de teleoftalmologia em tempo real, IEEE Transactions on Information Technology in Biomedicine.14(5):1259-1266, 2010

73. M. Birkemose. Avaliação de um projeto inovador de telemedicina: Learning from the development and implementation process, Tese de Mestrado, Departamento de Medicina Clínica da Faculdade de Ciências da Saúde, Universidade Árctica da Noruega, 2015.

74. B. Rosen, R. Waitzberg, e S. Merkur. Israel health system review, Health Systems in Transition, 17(6): 1-212, 2015.

75. Zachi Grossman, Gabriel Chodick, Stephen M. Reingold, Gil Chapnick e Shai Ashkenazi, O futuro das visitas de telemedicina após COVID-19: percepções dos pediatras de cuidados primários Israel Journal of Health Policy Research (2020) 9:53

76. A. Savaris, A.A.G.M. Filho, R.R.P. de Mello, e G.B. Colonetti. Integração de uma rede PACS a um sistema estadual de telemedicina, In IEEE 30th International Symposium on Computer-Based Medical Systems (CBMS), pp. 356-387, Grécia, 2017

77. Jennifer Esposito, Telemedicine Trends in atinAmerica,https://itpeernetwork.intel.com/telemedicine-trends-in-latinLamerica/, 13 de maio de 2016

78. M.D. Rienzo, P. Meriggi, F. Rizzo, P. Castiglioni, C. Lombardi, M. Ferratini, e G. Parati. Textile technology for the vital signs monitoring in telemedicine and extreme environments, IEEE Transactions on Information Technology in Biomedicine. 14(3):711-717, 2010.

79. Organização Mundial de Saúde,. Classiication of digital health intervention. Genebra: OMS; 2018. Relatório nº: WHO/RHR/18.06.

80. Kuan PX, Chan WK, Ying DKF, Rahman MAA, Peariasamy KM, Lai NM, et al. Eficácia da telemedicina na gestão das doenças cardiovasculares: uma revisão sistemática e uma

meta-análise. The Lancet Digital Health [Internet]. 2022 Sep 1 [citado 2024 Jan 29];4(9):e676-91. www.thelancet.com

81. Sageena G, Sharma M, Kapur A. Evolução dos cuidados de saúde inteligentes: Telemedicina durante a pandemia de COVID-19. Jornal da Instituição de Engenheiros (Índia): Série B [Internet]. 2021 Apr 3 [citado 2024 Jan 23];1-6. Disponível em: https://www.ncbi.nlm.nih.gov/pmc/articles/PMC8019338

82. jjhttps://www.globenewswire.com/newsrelease/2021/01/14/2158842/0/en/ Global-Telemedicine-Market-to-2027-Industry-Analysis-Size-Share-GrowthTrends-and-Forecast.html.

83. https://www.tifac.org.in/images/latestreports/Telemedicine_Study_Report(Final%20ver sion).pdf

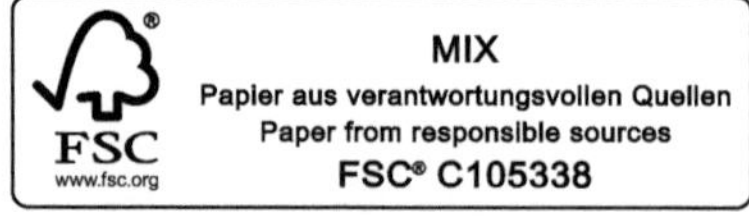

Printed by Books on Demand GmbH, Norderstedt / Germany